SCHÖPF – ZAUBERKRÄUTER

Hans Schöpf

ZAUBERKRÄUTER

VMA-Verlag
Wiesbaden

VMA-Vertriebsgesellschaft
Modernes Antiquariat mbH & Co.
Verlags-KG, Wiesbaden

Lizenzausgabe 1992 mit freundlicher Genehmigung
des Originalverlages
ISBN 3-928127-05-5

Herstellung: Print & Art, Graz/Austria

INHALT

VORWORT

In diesem Buch wird nicht die medizinische Heilwirkung der Pflanzen und Kräuter beschrieben (ausgenommen, es handelt sich, nach altem Volksglauben, um echte Sympathie- und Magierezepte), sondern es sind nur jene Pflanzen und Kräuter erwähnt, welche in den Bereichen Magie, Mystik, Mythologie und Symbolik eine wichtige Rolle spielen. Deshalb ist dieser Band auch kein Kräuterbuch im üblichen bzw. herkömmlichen Sinne, sondern eine „okkulte Studie" der Pflanzenwelt. Es war das Bestreben des Verfassers, für alle Freunde okkulter Literatur, aber auch für jene Personen, welche sich mit der Bedeutung der Pflanzen – über ihre medizinische Wirkung hinaus – befassen, ein Thema zu bearbeiten, das für den genannten Personenkreis sicher von größtem Interesse sein dürfte. Damit dieses Buch nicht nur zur Unterhaltung dienlich sei, sondern auch als „Nachschlagwerk" Verwendung finden kann, werden die Pflanzen und Kräuter in alphabetischer Reihenfolge beschrieben. Einzelne Themenbereiche dazu sind in den Einleitungstexten zu finden. Selbstverständlich erhebt dieses Buch keinen Anspruch auf Vollständigkeit; dies schon deshalb, weil die Thematik zu weitläufig ist und der zur Verfügung stehende Umfang dazu nicht ausreichen würde. Trotzdem sind aber alle wichtigen und bedeutenden Pflanzen, die den obigen Themenkreis berühren, in diesem Buche genannt. Der Verfasser hat alle jene Quellennachweise studiert, von denen er annehmen konnte, daß sie zur Bearbeitung dieses Themas bestmöglichen Aufschluß gewährleisten. Nur dadurch war es dem Autor möglich, zu einem Themengebiet Stellung zu nehmen, wie es in der Form (zusammengefaßt) im Buchhandel noch nicht erhältlich war.
Mit den besten Wünschen an den Leser, damit er genügend Zeit finde, sich dieses Buch in einer stillen Stunde zu Gemüte zu führen; und in der Hoffnung, daß er dabei jene Unterhaltung und Entspannung findet, die er sich damit erwünscht, empfiehlt sich

Hans Schöpf

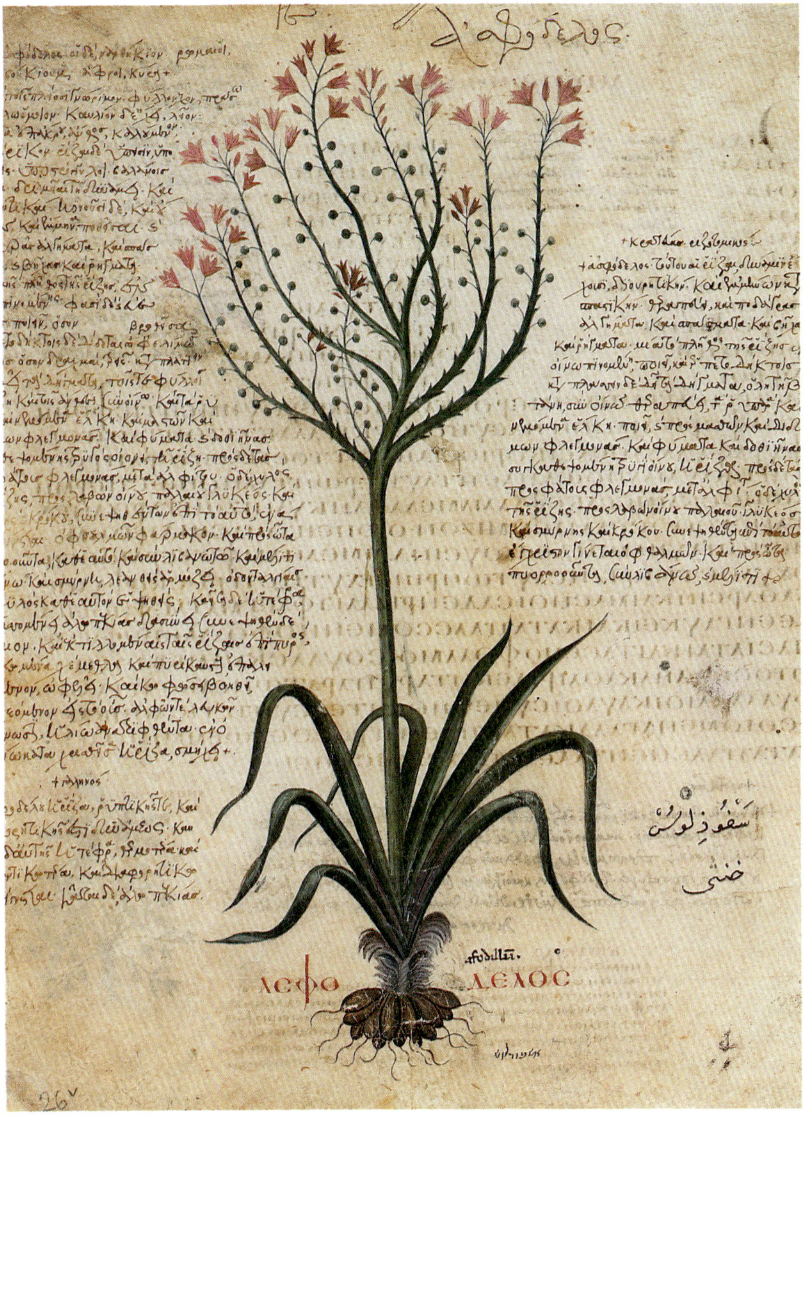

ΑCΦΟ ΔΕΛΟC
26v

AFFODILL, ASPHODELOS (Asphodelus sp.)

Der heute als Gartenzierpflanze bekannte „Affodill" stammt aus dem Mittelmeergebiet und ist in mehreren Arten verbreitet. Die Blütenkrone wurde gern zum Schmücken von Götterbildern verwendet. Die Pflanze wuchs, wie die antiken Mythen lehren, nicht nur in der Oberwelt, sondern auch in den Auen des Hades; sie war demgemäß den Göttinen geweiht, die mit der Unterwelt in Verbindung standen, mit Demeter und Persephone (römisch Ceres und Proserpina). Die Wurzelknollen wurden in Notzeiten gegessen und galten auch als Heilmittel gegen Vergiftungen. Dioskurides beschrieb ihre „erwärmende Kraft" und die harntreibende Wirkung und erwähnt, daß Wurzelstücke, in Wein ausgelaugt, mannigfache Heilwirkung besitzen.

ZU DEN ILLUSTRATIONEN

Die beigegebenen Farbtafeln stammen aus der Faksimile-Ausgabe eines fast 1000 Seiten umfassenden Bildherbariums aus dem alten Byzanz, die von 1965 bis 1970 in Graz erschienen ist. Das Original, der „Wiener Dioskurides“ (Codex Vindobonensis Med. gr. 1) befindet sich in der Österreichischen Nationalbibliothek und wurde einst, im Jahr 512, einer byzantinischen Prinzessin – Anikia Juliana – als Dankgeschenk für die Stiftung einer Kirche überreicht.

Die Handschrift mit ihren lebensvollen Farbtafeln illustriert den Drogenschatz der Antike auf eindrucksvolle Weise. Der Text stammt großteils aus der Feder des griechischen Arztes Pedanios Dioskurides, der zur Zeit von Kaiser Nero in Rom gewirkt haben soll. Die Pflanzenbilder gehen auf die Materialsammlung des Krateuas von Pergamon zurück, der etwa 100 Jahre nach Dioskurides die heilkräftigen Gewächse malerisch abbilden ließ, um sich langwierige Beschreibungen zu ersparen. Damit war der Prototyp des illustrierten Lehrbuches gegeben, und zusammen mit den Dioskurides-Texten konnte der Heilmittelschatz des Altertums in eindrucksvoller Form zusammengestellt werden. Vieles mutet heute kurios an, was einst als erprobtes Rezept galt, doch andere ärztliche Empfehlungen haben über viele Jahrhunderte hinweg ihre Gültigkeit behalten.

Dieser Schatz des antiken Erfahrungswissens wurde zunächst durch die bekannte Grazer Faksimile-Wiedergabe (Kommentar H. Gerstinger) der Forschung zugänglich gemacht. Auswahlen von Farbbildern wurden in die Bände „Medicina Magica“ (H. Biedermann) und „Pflanzen, Wurzeln, Säfte, Samen“ (O. Mazal) aufgenommen und einem breiteren Publikum auch in Form von Einzelblättern dargeboten.

16 der schönsten Darstellungen aus dem „Wiener Dioskurides“ bereichern auch das vorliegende Buch. Die Begleittexte sollen interessante Aspekte des alten Kräuterwissens in Kurzform vermitteln. Grundlage dafür sind neben den bereits erwähnten Werken die Neuausgaben der „Volksmedicin“ von Georg Friedrich Most (1843; Graz 1984), der „Lust- und Arzeneygarten des königlichen Propheten Davids“ von

W. H. Freiherr von Hohberg (1675; Graz 1969) und moderne drogenkundliche Werke wie z. B. „Heilpflanzen und ihre Kräfte" (hrsg. von W. A. R. Thomson, Bern 1978).
Auf diese Weise soll dargestellt werden, daß der „Zauber der Pflanzenwelt" auf vielfache Weise über die Jahrhunderte hinweg lebendig war – im künstlerisch-ästhetischen Sinne wie auch im Volksglauben und in der Heilkunst – und daß dieser Zauber auch den Menschen der Gegenwart in seinen Bann schlägt.

H. Biedermann

DIE MAGIE DER PFLANZEN

Der Begriff „Magie" wurde im Laufe der letzten Jahrhunderte immer wieder verschiedenartig erklärt. Ging der gelehrte Theologe früherer Zeiten davon aus, daß Magier die Kraft hätten, sich aus eigensüchtigen Gründen mit übernatürlichen Wesen (Dämonen, Geistern, Naturwesen, Engeln, Gestirnseelen usw.) in Verbindung zu setzen und auf diese Weise die übernatürliche Welt zu manipulieren, so ist heute die Wissenschaft davon überzeugt, daß all diese oft absonderlich wirkenden Bestrebungen nur ideengeschichtliche Bedeutung haben. Dennoch spielen sie, zumindest bei exotischen Völkern, noch in unserer Zeit eine sehr bedeutende Rolle in den Bemühungen der Menschen, ihre Probleme besser in den Griff zu bekommen.

Im Vordergrund stehen Grundanschauungen, die im Volksaberglauben Europas ebenso lebendig sind wie in altertümlichen Weltbildern fremder Völkerstämme: so etwa, daß die umgebende Natur von einem geheimen Leben erfüllt sei, das von unsichtbaren Wesenheiten getragen werde; daß es überdies Zusammenhänge zwischen für den nüchternen Verstand völlig getrennten Dingen gibt, die trotzdem geheimnisvolle Fäden verborgener Wirkung spinnen, wodurch mit Hilfe bestimmter Techniken zauberische und wundersame Resultate erzielt werden können. Dieses Denken in „Entsprechungen" oder Analogien (wie hier – so dort) fragt nicht nach durchschaubaren kausalen Zusammenhängen, sondern begnügt sich mit einer Art von Parallelität und der Überzeugung, daß irgendeine überlieferte Handlung, die nach altehrwürdigen Regeln durchgeführt wird, zwangsläufig das gewünschte Resultat zeitigen wird. Das Vertrauen in die Wirksamkeit dieser Praktiken mag in der Seele des Handelnden oft so viel Selbstbewußtsein provoziert haben, daß er nicht mehr zaghaft, sondern voll innerer Sicherheit auftrat und in der Tat „Erfolge" verzeichnen konnte. Wir können uns etwa vorstellen, daß ein Verliebter sich der Person seiner Neigung ganz anders näherte, wenn er vom Erfolg einer früher absolvierten Zauberhandlung voll und ganz überzeugt war. Nicht selten kam es übrigens vor, daß eine magische Vorstellung durch natürliche Gegebenheiten gerechtfertigt wurde. Dies ist vor allem in der Volksheilkunde zu beobachten, wenn etwa bestimmte Ähnlichkeiten zwischen Pflanzen und menschlichen Organen so gedeutet werden, als hätte der Schöpfer damit Signale für eine bestimmte Heilwirkung gegeben (die noch zu erwähnende Lehre von den „Signaturen“ der Gewächse). Nicht selten zeigte sich, daß in Pflanzen, die im Sinne der Lehre von den Signaturen ausgewählt worden waren, tatsächlich wirksame Inhaltsstoffe nachgewiesen werden konnten. Der Ackerschachtelhalm oder „Katzenschweif“ (Equisetum) etwa hat einen Stengel, der eine gewisse Ähnlichkeit mit der menschlichen Luftröhre aufweist. Er weist damit eine „Signatur“ auf, die ihn im Sinne der angedeuteten alten Lehre als Heilmittel bei Erkrankungen der Atemwege auszeichnet. In der Tat enthält der Ackerschachtelhalm gelöste und kristallisierte Kieselsäure, Mineralsalze und Saponine, die ihn als Heilpflanze wirksam werden lassen; Kieselsäuredrogen spielen in der Tuberkulose-Therapie eine unterstützende Rolle. So wurde von Fachleuten nicht selten darauf hingewiesen, daß „alte Volksheilmittel Aufnahme in den schulmedizinischen Arzneienschatz fanden, weil jahrhundertelange Erfahrung und schließlich die chemische Analyse ihren therapeutischen Wert erwiesen haben“ (R. Zaunick bei E. Grabner, Volksmedizin, Darmstadt 1967). Aber auch dann, wenn sich eine naturwissenschaftliche Unterstützung für eine magische Praktik oder Erklärungsweise nicht bieten läßt, kann diese doch auf ihre Weise wirken – nicht wegen eines vernunftgemäß einsichtigen Faktenbestandes im Hintergrund, sondern wegen ihrer psychologischen Wirkung auf den „Zauberer“ und (wenn dieser von der magischen Handlung erfährt oder sie erahnt) auch auf den „Bezauberten“. Sie können daher auf ihre Art auch sinnvoll sein, ohne sich mit den logischen Gesetzen des Alltagslebens zu decken. Es wäre daher sicherlich zu einfach, den „Aberglauben“ des Volkes einfach als naiv und lächerlich zu bezeichnen. Auch vieles von dem, was im Rahmen des vorliegenden Buches an absonderlich wirkenden Bräuchen geschildert wird, muß sich irgendwann einmal – und dann auch wiederholt – als wirksam und „richtig“ erwiesen haben; sonst wäre es ja nicht in den Überlieferungsschatz aufgenommen worden. Die scheinbaren Kuriositäten der Volksmagie gewinnen durch diese naheliegende Überlegung doch ein ganz anderes Gewicht, als es ihnen die überhebliche Einstellung aufklärerischer Kritiker zunächst zubilligen mag.

Gestirne, Steine, Tiere – all dies spielte im Volksglauben eine gewisse Rolle. Vor allem aber haben die Pflanzen, die in allen höheren Kulturen als Basis der Ernährung in ihren verschiedenen Lebensstadien (Samenkorn, Keim, Pflanze, Frucht) stark beachtet wurden, eine bedeutende Rolle im Geistesleben der Menschheit gespielt. Dies zeigt sich nicht nur in der Volksheilkunde, sondern auch in vielen anderen Lebensbereichen. Künstlerisch wird die Pflanze in der Malerei, Literatur und Musik verherrlicht. Eine ganz besondere Rolle aber spielte die Pflanze in den Bereichen Magie, Mythologie, Mystik und Symbolik wie auch in allen Religionen. Als äußeres Zeichen einer inneren tieferen Bedeutung finden wir die Pflanze oft dort, wo es gilt, eine Aussage ohne viele Worte oder lange Beschreibungen zu machen. Die bekannten Slogans der Gärtner „Sag' es mit Blumen“ oder „Laßt Blumen sprechen“, treffen hier genau zu.

Das große Interesse, das der Pflanze in früheren Zeiten geschenkt wurde, hat ihr eine „Prägung“ verschafft, die sich heute noch erhalten hat. Die Mythologie der Griechen und Römer war es, welcher gewisse Pflanzen, auf Grund alter Mythen und Legenden, ihre noch heute gültigen Namen und Bezeichnungen verdanken. Jene Pflanzen, Kräuter und Gewächse, die in dem Ruf standen, über geheimnisvolle, magische und übernatürliche Kräfte zu verfügen, beschäftigten die Phantasie des Menschen in erster Linie und verschafften ihnen unter allen anderen eine besondere Stellung. Das lag vor allem auch daran, daß man in ihnen nicht nur ein Heilkraut im üblichen Sinne sah; man vermutete nämlich in ihnen den Wohnsitz verschiedener Wesen wie zum Beispiel: Nymphen, Dämonen, Elementargeister, Feen und Elfen (also gute und böse Geister), aber man sah sie auch als Aufenthaltsort der Seelen Verstorbener. Je nach der Art der Wesen, die von der Pflanze Besitz ergriffen hatte, wurde dieselbe beurteilt. So wurden den Giftpflanzen dämonische Kräfte zugeschrieben, während man der Meinung war, daß die Heilpflanzen über göttliche Kräfte verfügten. Dieses Denken veranlaßte den Menschen, die Pflanze als ein „Lebewesen“ im wahrsten Sinn des Wortes zu betrachten und ihr auch dementsprechend zu begegnen. Wir finden diese Haltung zum Beispiel beim „Ansprechen“ einer Pflanze, wenn eine Krankheit auf sie übertragen werden sollte (nach der Lehre der Sympathie- und Magieheilkunde), aber auch bei den Vorschriften der „Ausgrabungs- und Beschwörungsrituale“, zum Zwecke der „Gewinnung einer Zauberpflanze". Große Forscher und Denker haben sich seit Menschengedenken mit der geheimnisvollen Welt der Pflanzen beschäftigt. Die Kräuterbücher des Mittelalters sind der beste Beweis dafür.

Der Glaube an die „Doppelwirkung" der Pflanzen (der medizinischen und der magischen Wirkung) verlor von der Antike bis heute nicht an Bedeutung, erreichte aber im Mittelalter seinen absoluten Höhepunkt. Kein Geringerer als Paracelsus (1493–1541) – siehe dazu das Kapitel „Die Signaturlehre des Paracelsus" – beschäftigte sich ernsthaft mit den magischen Kräften der Pflanzen, wie verläßliche Quellen zu berichten wissen. Der große Magier Agrippa von Nettesheim (1486–1535) und sein nicht weniger bekannter Zeitgenosse Nostradamus (1503–1566) widmeten sich ebenfalls dem Studium magischer Pflanzen. Eines der bedeutendsten Werke des hohen Mittelalters schuf die christliche Mystikerin und Äbtissin, die heilige Hildegard von Bingen, welche auf den Symbolgehalt der Pflanzen ausdrücklich einging. Auch Konrad von Megenberg (1309–1374) liebte es, dem Wunderglauben seiner Zeit entsprechend, Symbole und religiöse Betrachtungen in sein „Buch der Natur" miteinzubeziehen. Vor seiner Zeit war es der Dominikanermönch Albertus Magnus (1193–1282), der den „Zauberpflanzen" seine Beachtung schenkte. Die späteren Kräuterbuchverfasser, wie etwa Brunfels, Bock, Fuchs usw., schufen zwar drogenkundliche Werke, ließen aber die magisch-mystische und symbolische Bedeutung einzelner Pflanzen immer wieder anklingen, wobei sie oft auf das Wissen der antiken Ärzte und Geschichtsschreiber wie Dioskurides, Plinius, Galenos usw. Bezug nahmen. An dieser Stelle könnten noch eine ganze Reihe wichtiger Persönlichkeiten angeführt werden, die sich zu allen Zeiten mit der vielseitigen Bedeutung der Pflanzen befaßt haben und von deren Aussagen manche Schriftsteller in neuerer Zeit Gebrauch machten. Alte Zauberbücher reihten vielfach die Pflanzen an erster Stelle, wenn es darum ging, okkulte Handlungen und magische Rituale auszuführen, oder empfehlen diese bei der Zubereitung von Zaubertränken und zur Herstellung von magischen Schutzamuletten und Talismanen.

In den Laboratorien der Alchemisten bemühte man sich vielfach, aus gewissen Pflanzen und Kräutern Extrakte und Elixiere herzustellen, die man hochschätzte wie den „Stein der Weisen"; diese Extrakte wurden dann wie Gold gehütet. Der berühmte niederländische Arzt, Alchemist und Philosoph Johannes Baptista van Helmont (1579–1644) schreibt in seinem im Jahre 1683 erschienenen Büchlein „Aufgang der Artzncy-Kunst“: „Aus Worten, Kräutern und Gesteinen – läßt Gott viel Wunderkraft erscheinen.“ Bezugnehmend auf diesen Spruch führt er aus: „Ferner ist gewiss / und zu glauben / daß in Worten / Kräutern / und Steinen / eine große Kraft stecke / welche nicht nach der Sittenlehre / noch durch eine verblümte Redensart zu erklären ist . . .“

Er spricht hier von einer „gewissen allgemeinen magischen Kraft“, die nicht nur zu einer einzigen Wirkung tauglich sey / sondern auch zu verschiedenen Zwecken gebraucht werden könne . . .“ Die betreffenden Kräuter und Pflanzen mußten aber damals unter besonders strengen Vorschriften und Vorkehrungen aufgesucht werden, damit sie jene Kraft enthielten, von der Helmont spricht. Es mußte vorher mit ihnen gesprochen werden, bevor sie zu bestimmten Jahres-, Tages- oder Nachtzeiten abgeschnitten oder ausgegraben werden durften. Dabei spielten nicht nur die Mondphasen eine gewichtige Rolle, man durfte auch beim Ausgraben keine Fehler machen. Besondere Pflanzen und Kräuter verloren ihre magische Wirkung, wenn man sie mit einem Eisenwerkzeug aus der Erde hob. Ein goldener Löffel oder eine goldene Gabel, Gold- und Silbermünzen waren gerade gut genug, um die Pflanze damit zu berühren. Auch war es üblich, an der Stelle, an der eine Pflanze ausgegraben wurde, Geldstücke in die Erde zu legen oder Lebensmittel als Opfergaben darzubringen. Schon vor 2000 Jahren herrschte in Kleinasien die Sitte, ein aus gegorenem Honig und Gewürzen hergestelltes Bier (Met), um solche Pflanzen auszugießen, um sich, lange bevor man sie ausgrub, für die Freveltat zu entschuldigen. Solche „Tribute“ waren üblich, denn ohne sie zog das Kraut seine Wirkung zurück, und es war mit ihm nichts mehr anzufangen.

Andere Quellen verlangen vor dem Ausgraben oder Abreißen einer Pflanze fromme Gebete oder das „Absingen“ von frommen Liedern, während man sich an eine Pflanze „heranwagt“, um sie in seinen Besitz zu nehmen. So vermischt sich Glaube und Aberglaube, vom frühesten Heidentum beginnend bis in unsere Zeit.

Pflanzen als Amulette und Talismane

Vielen Kräutern wird nachgesagt, sie hätten eine geheimnisvolle Kraft, alles Böse und Dämonische fernzuhalten. Diese Pflanzen wurden in der Geschichte der Menschheit – je nach Vorschrift – als Talismane und Schutzamulette an verschiedenen Stellen des Körpers getragen. Sie sollen dem Träger alles Negative fernhalten; mehr noch, sie beschützen ihn nicht nur vor allem Bösen, sie bringen ihm auch Glück, Reichtum, Ehre und die Zuneigung aller Menschen. Solche „Glückspflanzen" sind aber schwer zu beschaffen, da sie von Dämonen und bösen Geistern bewacht werden; nur wer sich unter bestimmten Voraussetzungen und an bestimmten Tagen oder Nächten, zur richtigen Stunde, an eine solche Pflanze heranwagt, hat Aussicht, in den Besitz eines derartigen „Zauberkrautes" zu kommen (siehe unter Alraune und Mandragora oder Farnkraut). Wer es aber erst besitzt, dem kann nichts mehr passieren, er hat sozusagen den „salomonischen Schlüssel", der ihm alle Türen, Tore und Schlösser öffnet und ihm zu allem den Zugang verschafft, den er sich wünscht.

Die Pflanze in der Volksmedizin

Der Glaube, seine Krankheiten, Leiden und Gebrechen auf Pflanzen übertragen zu können, um sich selbst davon zu befreien, ist uralt. Hauptsächlich waren es große Pflanzen, wie Bäume, Sträucher und Gebüsche, die zu diesem Zwecke benutzt wurden (Eichen, Linden, Birken, Apfel- und Birnbäume; Weiden, Holundersträuche, aber auch zum Beispiel die Zwiebel war in der Lage, Krankheiten „abzunehmen", wenn es darum ging, seine Warzen zu vertreiben). Diese Art von Heilkunst nennt man Magie- oder Sympathieheilkunde, die lehrt, daß alles auf dieser Welt durch ein „magisch-magnetisches Band" miteinander verbunden ist, gegenseitig aber in einer Sympathie oder Antipathie steht, die die Grundlage zu der Übertragung von Krankheiten bildet. Es galt daher,

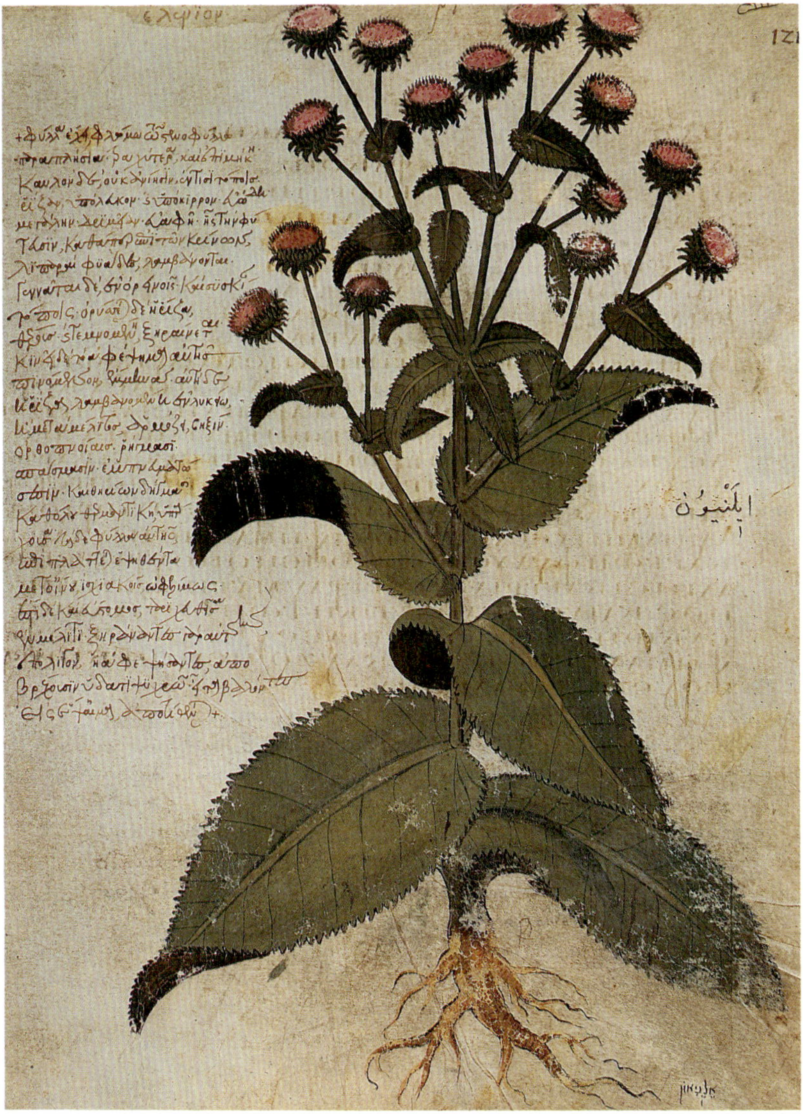

ALANT (Inula helenium)
Die Pflanze, im Volksmund unter Namen wie „Galgantwurzel, Helenakraut, Großer Heinrich, Ortwurz“ und „Glockenwurz“ bekannt, galt in der Zaubermedizin als Schutzmittel gegen Behexung. Die Wurzel wurde als Amulett an einer Schnur um den Hals getragen und auch in Liebestränken verwendet. Früher wurde der Alant als Färbemittel (er enthält einen blaufärbenden Stoff) verwendet, ebenso als Heilmittel zur Mobilisierung der Menstruation sowie als schweiß- und harntreibendes Medikament. Freiherr von Hohberg dichtete dem Alant im 17. Jahrhundert an: „Der Alant widersteht dem gifft, die kranke brust / erleuchtert, und ertheilt dem herzen freud und lusst. / Also wer Gotteswort und seine kirche liebet / des lebens jammerthal durchwandelt unbetrübet.“ Mosts „Volksmedicin“ (1843) empfahl die „Glockenwurzel“ als Hausmittel zur Stärkung von Magen und Lunge, gegen Nervenschwäche, Lungen-, Magen- und Darmverschleimung, als Absud der gepulverten Wurzeldroge.

zwischen dem Kranken und dem „Objekt", also der Pflanze, eine sympathetische Verbindung herzustellen, das heißt, die Pflanze an seinem Leiden teilhaben zu lassen. Entweder besaß die Pflanze die stärkeren Kräfte und „besiegte" das Leiden, oder sie mußte daran zugrunde gehen; und somit „starb" auch die Krankheit ab, und der Betreffende wurde wieder gesund. Soviel zum Geheimnis der Sympathielehre.

Liebeszauber mit Pflanzen

Daß junge Mädchen die Blütenblätter einer Margarite abzupfen und sie so nach der Liebe ihres Angebeteten befragen, ist allgemein bekannt. Auch bedeutet das Schenken von Rosen Liebe und Zuneigung. Die Brennessel spielt wie das Johanniskraut (und wie alle „brennenden" Pflanzen) beim Liebeszauber eine große Rolle. Eine Jungfrau – so heißt es – kann sie anfassen, ohne sich zu verbrennen. Das Suchen eines vierblättrigen Kleeblattes, welches sich Verliebte gegenseitig in die Schuhe stecken, war ein sicheres Zeichen herzlicher Verbundenheit. Bangte ein Mädchen um die Treue ihres Geliebten, so trug es drei Rosen von verschiedener Farbe drei Tage und drei Nächte auf dem Herzen. Anschließend wurden die Rosen ebenso lange in Wein gelegt. Diesen Wein bekam der Geliebte zu trinken, der seine Angebetete dafür mit „ewiger Treue" belohnte. Wenn jemand diejenige Person, die er liebte, mit einer Wegwarte berührte, entbrannte sie in „glühender Liebe". Es war aber vorgeschrieben, daß man die Wegwarte nicht mit der bloßen Hand anfassen durfte. Zum Ausgraben dieser Pflanze, das an einem Karfreitag erfolgen mußte, verwendete man eine Silbermünze und rief dabei die Heilige Dreieinigkeit an. Gegenseitige Treue gelobte man sich, indem man gemeinsam Lorbeerblätter in ein brennendes Feuer warf. Am 1. Mai pflegten die Mädchen einen Efeukranz zu tragen, dessen Zauberkraft den Geliebten herbeilocken sollte. Wurde ein neugeborenes Mädchen in einer Wanne aus Buchenholz gebadet, so sollte die Zauberkraft der Buche bewirken, daß es später viele Freier haben würde.

Solche und ähnliche Liebesrezepte, die Jahrhunderte hindurch Beachtung und häufige Anwendung gefunden haben, sind an vielen Stellen dieses Buches bei jenen Pflanzen nachzulesen, die den Ruf hatten, die Liebe zu fördern oder, wenn nötig, auch „abzutöten“.

Beschreikräuter und Berufkräuter

Unter der Bezeichnung Beschrei- oder Berufkräuter werden Pflanzen verstanden, die wider das Verhexen oder gegen Verzauberung dienten. Der Ausdruck kommt von „berufen“, das heißt, von bösen Geistern oder Hexen angesprochen oder verhext worden zu sein. „Unberufen“ bedeutet dagegen „Freisein oder Unbeeinflußtsein“ von Ärgerlichem, Bösem, Krankem oder Schädlichem. Die Beruf- oder Beschreikräuter sollten also einen Berufzauber unwirksam machen oder einem solchen vorbeugen. Kindern, die in der Nacht „laut aufschrieen“, legte man Beruf- oder Beschreikräuter in das Bett oder die Wiege, damit sie vor den Hexen und vor allem gegen den „bösen Blick“ sicher seien. Zu den Berufkräutern zählte man eine Reihe von Gewächsen aus denen Tee gekocht oder Absude für Bäder und andere Anwendungen hergestellt wurden: so zum Beispiel der Frauenflachs (Linaria vulgaris), die Sumpfgarbe (Achillea ptarmica), die Kohl-Kratzdistel (Cirsium oleraceum) und das Echte Berufkraut (Erigeron acer). Auch das Johanniskraut zählt zu den „zauberabwehrenden Pflanzen“; darüber schreibt Paracelsus im „Dritten Tractat – Von Gründlicher Heylung der Zauberischen Schäden und Vergifften (Ascendentenzustand)“ über magische Kräuter folgendes: „Nim Johaniskraut / desse dreyerley Duarant / dreyerley Widerthon / und Wasser daß vor Sonnen-Aufgang geschöfft ist worden / dem Strom nach und nicht entgegen /. In dem Wasser laß die Kreutter sieden / und den Kranken 9 Tag nach einandern darinnen Baden alle Tag zweymal und alle Tag ein frisches Bad / und diese 9 Tag soll der Kranke mit seinen Füssen kein Erden berühren / sondern inn Pantofflen oder Schuchen treten / und allwegen nach einem jeden Bad / die sollen (Sohlen) unden (unten) an den füssen schaben / und die geschaben (geschabte Haut) fleissig zusammenhalten / und nach 9 Tagen inn ein jungen Eichenbaum verspundten / und sich nach jedem Bad allweg schmieren mit der Salben Linden Mistel / so wirdt er in Kurzer Zeit gesundt." Diese Rezeptur findet sich in der „Kleinen Wund-Artzney" des Paracelsus aus dem Jahre 1608, gedruckt zu Straßburg, gegen allen Schadenzauber, der durch Beschreien oder Berufen entstanden ist.

Hexen- und Teufelskräuter

Die legendäre „Flugsalbe" der Hexen, mit der sie sich vor ihrem „Ausritt" zum Hexensabbat einrieben, soll ihnen entweder der Teufel persönlich gegeben haben, oder diese Salbe wurde von den Hexen selbst, über Anweisung des Satans, zubereitet. Manche schaurige Geschichte ist über diese geheimnisvolle Salbe schon erzählt worden. Eines aber scheint gesichert zu sein: Diese mysteriöse Salbe gab es tatsächlich, und sie wurde zum Teil aus hochgiftigen Kräutern hergestellt. Es handelte sich dabei um Pflanzen, welche, in gewisser Dosis vermengt und mit Zutaten nichtpflanzlicher Substanzen (wie zum Beispiel Blut, Kinderfett oder Tiersekreten) versehen, Halluzinationen hervorrufen. Gewisse Pflanzen sollen erotische Träume erzeugen, während andere wieder das Gefühl des Fliegens vermitteln. Darin ist das Geheimnis der „Flugträume" und der ausgelassenen „Orgien" bei den Hexensabbaten begründet. Welche Pflanzen für die Zubereitung dieser teuflischen Salbe verwendet wurden, darüber berichten zwar viele alte Quellen, doch die genauen Mengen der jeweiligen Substanzen, die für die Herstellung eine wichtige Rolle spielten, werden nirgends erwähnt. Es fehlen also präzise Angaben darüber, in welchem Verhältnis die verschiedenen Zutaten gemischt wurden, um einerseits die gewünschte Wirkung zu erzeugen, andererseits aber die Gefahr einer tödlichen Vergiftung auszuschließen. Karl Kiesewetter (1854–1895), berühmter Theosoph und Erforscher okkulter Schriften, der bei einem Experiment, durch Kräuter eine „Bewußtseinserweiterung" zu erleben, den Tod gefunden hat, schreibt in seinem Buch „Die Geheimwissenschaften" über diese sagenhafte Salbe folgendes: „Diese Salben sind zum Beispiel die von Remigius erwähnten weißen und roten Salben, welche mit weißen und gelben Tropfen vermengt waren, die wie von beigemischten Metallplättchen glänzten, platzend mit heller Lohe brannten und dabei einen diabolischen (teuflischen) Gestank entwickelten, in der Hand der Hexe schadenstiftend, in der Hand des Richters aber unwirksam waren ... Zu den narkotisch wirksamen Salben ist dagegen zu rechnen die von Paracelsus genannte Salbe (De sagis et earum operibus) aus Kinderfett, Mohn, Nachtschatten, Cichorie und Schierling." Kiesewetter nennt mehrere Verfasser, welche über die Zusammensetzung der Hexensalbe berichten; so zum Beispiel Wier, der zur Zubereitung einer solchen Salbe folgende Rezeptur anführt: Wassereppich, Wasserschwertel, Fünffingerkraut, Tollkirsche und Öl aus dem Ölabsud der Samen vom Taumelloch, Bilsenkraut, Schierling, Feld- und Gartenmohn, Giftlattich, Wolfsmilch und Tollkirschenbeeren. Als nichtpflanzlichen Zusatz erwähnt er noch Fledermausblut. Cardanus schreibt von folgenden Zutaten: Eppichsaft, Eisenhut, Fünffingerkraut und Ruß sowie Kinderfett. Karl Kiesewetter erzählt, daß bei einem Versuch mit dieser Salbe (bei welcher natürlich stellvertretend Schweinefett angewendet wurde) ein tiefer Schlaf eintrat, der mit teils angenehmen, teils fürchterlichen Träumen endete. Gassendi – so Kiesewetter weiter – brauchte eine Salbe, die Opium enthielt, um die Visionen des Sabbats zu erleben. Der Vollständigkeit halber teile ich mit, was Cornelius Agrippa über „Augensalben" (welche auf die Augenlider gestrichen wurden) sagte: „Es gibt Augensalben, die uns plötzlich die Schatten von Dämonen in der Luft oder sonst wo erblicken lassen, welche aus narkotischen Kräutern hergestellt und zubereitet werden." Was die Räucherung mittels Kräutern in bezug auf die Nekromantie (Totenbeschwörung) betrifft, stützt sich Kiesewetter auf den berühmten Nekromanten des 18. Jahrhunderts, Schrepfer, welcher sich allerlei Kräuter für seine mystischen „Operationen" bediente. Nähere Angaben, um welche Art von Pflanzen es sich dabei handelt, findet man bei dem Mystiker und Okkultisten Karl von Eckartshausen (1752–1803), der ebenfalls narkotisches Räucherwerk zu Geisterbeschwörungen verwendete. Die Zusammensetzung dieser Kräuter nennt Eckartshausen im zweiten Band seiner „Aufschlüsse zur Magie" wie folgt: Schierling, Bilsenkraut, Safran, Aloe, Opium, Mandragora, Nachtschatten, schwarzen Mohnsamen, Saft von Sumpfeppich, Asa foetida und Sumpfporst.

Agrippa von Nettesheim nennt in seiner „Occulta Philosophia“ (Lib. I cap. 43) folgende drei Räucherungen: Bilsenkraut, Coriander, Eppich und schwarzen Mohnsamen. Beide dieser Rezepte enthalten jedoch keine Angaben der Mischungsverhältnisse. In der Botanomantie, das ist die Wahrsagung durch verschiedene Kräuter, wird zum Beispiel erwähnt: Eisenkraut, Baldrian, Bärwurz, Farnkraut, Mondraute usw. Dabei schrieb man den Namen einer Person, die etwas erfahren wollte, und die Sache, nach welcher gefragt wurde, auf Salbeiblätter und benetzte diese. Aus dem raschen oder langsamen Trocknen der Blätter sagte man dann wahr. Wandte man bei dieser Wahrsagungsart Feigenblätter an, so hieß dieselbe Sykomantie.

Räucherungen mittels Kräutern spielten im heidnischen Brauchtum, aber auch in allen Religionen verschiedener Kulturen eine dominierende Rolle. Von der Antike bis in die Gegenwart durfte das Kraut bei kultischen Handlungen und Ritualen nicht fehlen; es symbolisierte eine reinigende Wirkung und stellte gleichzeitig als Räucherwerk eine „Brücke“ zwischen dem Menschen als irdisches Wesen und den himmlischen und göttlichen Mächten dar. Zum Schaden- oder Liebeszauber wurden ebenfalls Kräuter verwendet, mittels deren Hilfe man eine Person „unschädlich“ oder „gefügig“ machen konnte, bis diese dann den „dunklen Mächten“ ausgeliefert war. Die Geschichte kennt allerlei Zauber- und Gifttränke, die bei den seltsamsten Intrigen, wie sie immer wieder beim Volke oder beim Adel vorkamen, wertvolle Dienste leisteten. Dieser Bogen spannt sich von der griechischen über die römische und germanische Mythologie bis ins dunkle Mittelalter, wobei immer wieder von „Zauber- und Schlaftränken“ die Rede ist, die die Phantasie der Menschen beflügelten und ihnen Traum- und Trugbilder, in angenehmer oder abscheulicher Weise, entstehen ließen . Kräuterweiber, Hexen, Zauberer, Magier und nicht zuletzt die Alchemisten zählten zu jenem Personenkreis, an welchen man sich wandte, wenn kein anderes Mittel mehr in der Lage war, ein oft seltsames und ausgefallenes Vorhaben zu verwirklichen. Aber auch Scharlatane, Betrüger und Gaukler machten damit ihr Geschäft. In versteckten Gemäuern und Gewölben brauten sie ihre „Zaubertränke“, nachdem sie unter bestimmten Ritualen in gewissen Mondnächten die dazu notwendigen Kräuter eingesammelt hatten. Der Schleier des Magischen umhüllt diese geheimnisvollen Praktiken, und kein „Sterblicher“ erfuhr jemals, was es damit auf sich hatte. Hochgeachtet, geehrt, aber auch gefürchtet und verfolgt, so lebten die Kräuterkenner in einer anderen Welt, die dem gewöhnlichen Volke nicht „geheuer“ war. Dem Studium der Zauberpflanzen und ihrer magischen Wirkung gewidmet, fristeten sie ein Leben, welches jeden Augenblick auf dem flammenden Scheiterhaufen enden konnte.

Die magische Stunde der Pflanze

Nach alten Überlieferungen heißt es, daß die Pflanzen in ihrer Wirkung nicht zu beliebigen Zeiten gleichartig und sowohl ihre verschiedenen Entwicklungsphasen durch die Jahreszeiten hindurch (Keim, Blüte, Frucht; Wurzel und Blätter) als auch ihre Pflückzeit von wichtiger Bedeutung seien. Deshalb müsse beim Einsammeln von Pflanzen und Kräutern auf diesen Umstand Bedacht genommen werden. Nach der Lehre der sogenannten „Planetenstunde“, in der jedes Kraut nach der Überlieferung der „Herbalastrologie“ das Maximum seiner Heilwirkung entfaltet, werden verschiedenen Pflanzen bestimmte Planeten zugeordnet, wonach eben zu jener Zeit die magische Kraft oder Heilkraft der jeweiligen Pflanze am stärksten sein soll. Nach diesen Geheimlehren untersteht jede Pflanze einem bestimmten Planeten und erreicht den Höhepunkt ihrer magischen Wirkung, wenn dieses Gestirn in seine planetarische Stunde eintritt.

Der Sonne sind zum Beispiel zugeordnet: Eibisch, Ringelblume, Schöllkraut, Königskrone, Enzian, Granatapfel, Sonnenblume, Quendel, Johanniskraut, Lavendel, Lorbeer, Majoran, Orangen- und Zitronenbaum, Rosmarin, Thymian, Eisenkraut und Myrrhe.

Dem Mond: Judenkirsche, Kamille, Schwämme und Pilze, Kresse, Mondkraut, Mohn, Rüben und die Linde.

Dem Merkur: Anis, Akelei, Wacholder, Fünffingerkraut, Lungenkraut, Holunder, Skabiose, Huflattich, Ehrenpreis.

Der Venus: Frauenhaar, Koriander, Fette Henne, Veilchenwurzel, Steinklee, Narzisse, Wasserlilie, Petersilie, Rose, Sandelkraut, Knabenkraut.

Dem Saturn: Eppich, Goldwurz, Hirtentäschchen, Hanf, Hauswurz, Schierling, Kümmel, Flachs, Bilsenkraut, Moose, Opium, Sennesblätter, Nachtschatten.

Dem Jupiter: Mandel, Haselstrauch, Ochsenzunge, Kirschbaum, Hundszunge, Buchs, Feigenbaum, Erdbeere, Esche, Erdrauch, Olive, Erdraute, Süßholz, Lilie, Lein, Dosten, Birnbaum, Eiche, Rhabarber, Weinstock, Weizen usw.

Dem Mars: Knoblauch, Distel, Zwiebel, Wolfsmilch, weiße Nieswurz, Mispel, Eisenhut, Wegerich, Lauch, Hahnenfuß, Hauhechel, Senf, Brennessel usw.

Nach diesen alten Grundsätzen soll nicht nur das Pflücken der Kräuter in der Stunde „ihrer Gestirne“ geschehen, auch die Anwendung soll in den betreffenden Planetenstunden erfolgen. Astronomisch oder astrophysikalisch sind diese Planetenstunden wohl schwer zu rechtfertigen, moderne Astrologen aber erklären, daß sie mit ihnen erfolgreich arbeiten.
Das zodiakale Jahr beginnt mit dem 21. März – wenn die Sonne im Zeichen des Widders steht – und endet mit dem nächsten 21. März des darauffolgenden Jahres. Während der astronomische Tag von Mittag zu Mittag, der bürgerliche von Mitternacht zu Mitternacht reicht, rechnet man den „Planetentag“ von Sonnenaufgang bis Sonnenuntergang. Im Sommer sind also die Planetentage bedeutend länger als die Planetennächte, im Winter natürlich umgekehrt und nur zur Zeit der Tag- und Nachtgleiche dauern sie gleich lang. Es erfolgt dann noch eine Unterteilung, in der die Planetentage und die Planetennächte in Stunden eingeteilt werden: und zwar jeweils in zwölf Stunden. Das hat wiederum zur Folge, daß diese „Stunden“ nur ausnahmsweise aus 60 Minuten bestehen, weil die Planetentage und Planetennächte immer unterschiedlich lang sind. Wenn ein Planetentag zum Beispiel im Sommer 15 Stunden Länge hat, entfiele auf jede „Tagesplanetenstunde“ 15 + 60 Minu-

ten, was bedeutet, daß in diesem Falle eine Planetenstunde 75 Minuten dauert. Für die übrigen 9 Nachtstunden ergibt sich nach diesen Berechnungen eine Planetenstunde von nur je 45 Minuten. Dies in wenigen Worten zu der Bedeutung der Planetenstunden, auf welche in bezug auf das Sammeln und Anwenden von betreffenden Kräutern Rücksicht genommen werden muß. Paracelsus sagt in einer seiner astrologischen Schriften: „Jedes Metall sowie jede Pflanze besitzt bestimmte Eigenschaften, die bestimmten Gestirneinflüssen entsprechen. Sobald wir die Sterneneinflüsse kennen, den Zusammenschein der Planeten und die Kräfte der Kräuter, so werden wir die Heilmittel wissen, die wir anwenden müssen, um solche Einflüsse anzuziehen, welche auf den Kranken günstig wirken.“ Dieser Spruch setzt offenbar die Tatsache voraus, daß in jedem „Wandelstern“ (einschließlich Sonne und Mond) gewisse Schwingungsarten oder Strahlungskräfte vorherrschen und daß jedes Mineral oder jede Pflanze zu jenem Gestirn in einem Verhältnis der Zuordnung oder Sympathie stehen, mit dem sie die größte Verwandtschaft besitzen.

Crowley, ein alter Magier und Astrologe, schreibt: „Man soll Pflanzen zu der Zeit pflücken, wenn der Planet, der sie beherrscht, in seiner besonderen Erhöhung ist. Wenn möglich, soll er in einem Eckhaus, entweder Aszendent oder 10. Haus, stehen und irgend einen guten Aspekt zum Mond haben. Man soll die Kräuter in ihrer Entfaltung pflücken, wenn sie in saftigem Grün stehen, und sie von solchen Orten nehmen, wo sie am üppigsten blühen und gedeihen. Wenn sie am Verwelken sind oder den größten Teil ihrer Frische verloren haben, lasse man sie lieber stehen. Hält man diese Bedingungen ein, so werden die Pflanzen in einer geschickten Hand sehr gute Wirkungen hervorbringen.“ Auch ist es der Überlieferung nach von großem Nutzen für die medizinischen Zwecke, die Planetenstunden in Betracht zu ziehen. Denn: ein einfaches Kräutlein, das während der Stunde seines herrschenden Planeten gepflückt wird, hat dann seine größte Wirksamkeit und entfaltet seine stärksten Kräfte.

Was den Mond dabei betrifft, so berichten andere Quellen, daß stets darauf zu achten sei, welche „Pflanzenteile“ (Wurzel, Blätter, Blüte etc.) gesammelt werden. Wer die Blätter, Stengel oder Blüten zu Heilzwecken benötigt, tut gut daran, diese nur bei „zunehmendem Monde“ zu pflücken, weil dann die Pflanzensäfte sich in diesen Teilen (da sie

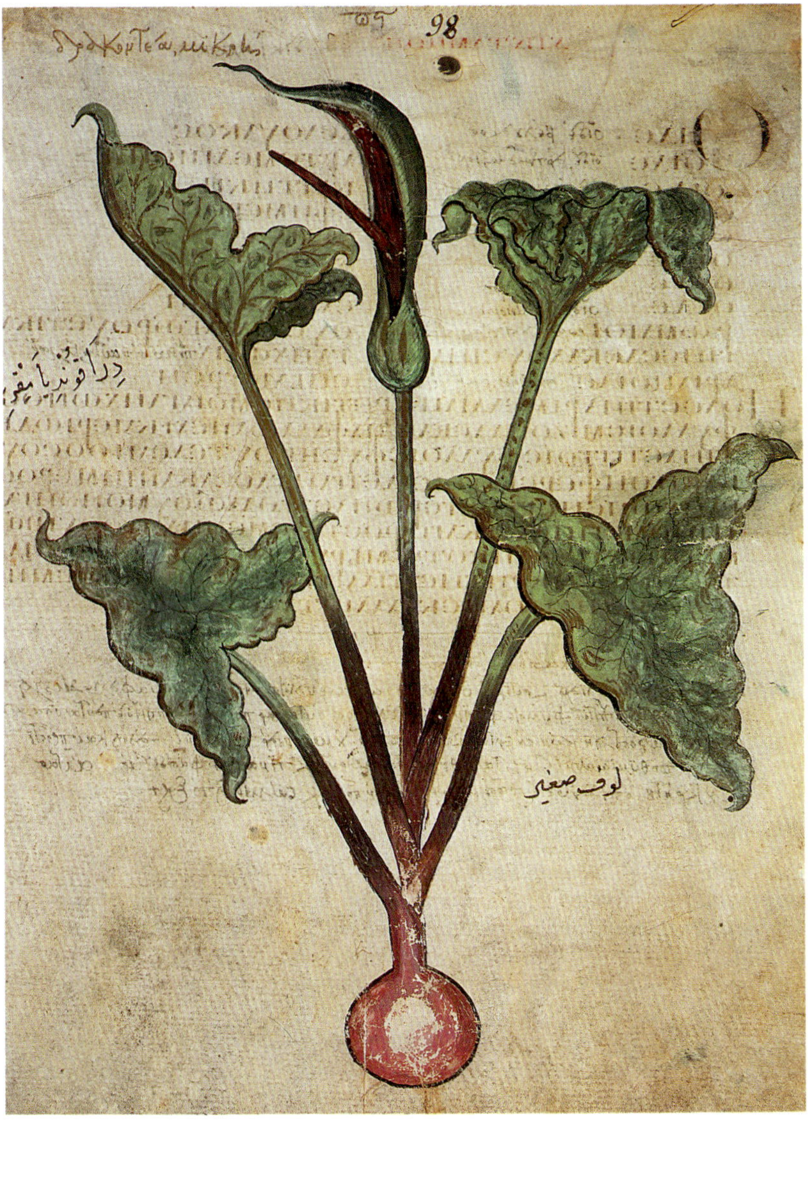

GEFLECKTER ARON, Aronstab (Arum maculatum)
„Der Aron allen schleim der lung und brust zertheilt / zum außwurf sie bewegt und ihr gebrechen heilt", dichtete Freiherr von Hohberg im 17. Jahrhundert. Auch Mosts „Volksmedicin"-Buch (1843) schrieb der Zahn- oder Aronswurzel der dargestellten Pflanze die Kraft zu, den Schleimauswurf „alter engbrüstiger Personen, alter Säufer und Gichtcandidaten" zu erleichtern. Der Name Arum, Aron leitet sich vom griechischen „aros" ab (Nutzen, nützlich), wurde aber vom Volk später mit Aaron, dem Bruder des Moses, in Verbindung gebracht, wie die Bezeichnungen Aaronstab, Judenstab zeigen. Andere Namen sind Magenwurz und Freßwurz (wegen angeblicher Appetitanregung), Zehrwurz (Wirkung gegen Auszehrung, Schwindsucht) und Fieberwurz („hilft gegen faulendes Magenfieber"). Die auffällige Blüte, als Phallussymbol aufgefaßt, führte zu Namen wie Pfaffenpint (Pint – Penis) und Kuckuckspint.

nach oben „steigen“) befinden. Geht es dabei aber um die Wurzel, so wird angeraten, diese nur bei „abenehmendem Monde“ auszugraben, weil in dieser Mondphase die Säfte der Pflanze im Wurzelwerk enthalten sind. Weiters heißt es, der Mond habe seine größte Kraft, wenn er sich in der zweiten Hälfte der zunehmenden oder in der zweiten Hälfte der abnehmenden Phase befindet. Dies ist zu beachten, bezogen auf die Heilwirkung der Pflanzen, wenn sie zu medizinischen Zwecken benötigt werden. Für magische Handlungen aber soll der Vollmond ausschlaggebend sein, das heißt, wenn sich der Mond im Zenit seiner Laufbahn bzw. Phasen befindet; aber auch der Neumond wird für manche magische Praktiken gutgeheißen. Daneben gibt es noch Vorschriften, die auf die Sonne (Sonnenaufgang, Sonnenuntergang) Bezug nehmen und gleichfalls zu beachten sind. Für einen Nicht-Astrologen oder Nicht-Astronomen eine recht komplizierte Sache.
Begnügen wir uns aber damit, diese Regeln in grobem Umfang verstehen zu lernen, um den nötigen Einblick in eine Art „Geheimwissenschaft“ zu erhalten, die so unterhaltsam wie auch interessant sein kann. An dieser Stelle soll uns der Ausspruch von Shakespeare das oft mangelnde Verständnis ersetzen: „Es gibt mehr Dinge zwischen Himmel und Erde, als unsere Schulweisheit sich träumen läßt.“

Pflanzen als Wetterpropheten

Jahrhundertealte Beobachtungen und althergebrachte naturwissenschaftliche Erfahrungen und Erkenntnisse sprechen verschiedenen Pflanzen eine „prophetische Bedeutung“ zu, wenn es darum geht, das Wetter „vorherzusehen“. Diese Tatsache ist aus dem Grund verständlich, weil die Pflanze (im Gegensatz zu uns Menschen) noch mit der Natur direkt im Einklang steht. Sie ist dem Rhythmus der „Mutter Natur“ angeschlossen und „spürt“ daher jede wie immer geartete Veränderung bzw. alle „inneren und äußeren“ Einflüsse. Weil die Pflanze sich in einem natürlichen Kreislauf befindet, ist sie auch in der Lage, Luftdruckschwankungen, Temperaturveränderungen und Witterungs-

einflüsse jeder Art vor uns Menschen wahrzunehmen und auf jede „Regung“ der Natur entsprechend zu reagieren.
Diese Reaktion ist aber von Pflanze zu Pflanze unterschiedlich und deshalb für den Menschen zum Teil gut, zum Teil aber gar nicht erkennbar. Pflanzen mit einem empfindlichen „Organismus“ sprechen auf einen Wetterumschwung deutlicher an, andere wiederum zeigen scheinbar keine Veränderung und verhalten sich unauffällig. Dieses Verhalten im Pflanzenreich dient jedoch häufig dem Selbstschutz der Pflanze und bewahrt sie vor größeren Unwetterschäden. Ein analoges Verhalten ist auch bei den Tieren erkennbar, die sich ebenfalls auf eine mögliche Wetterveränderung entsprechend einstellen. Einige dieser Pflanzen, die im bäuerlichen Volksdenken als „Wetterpropheten“ gelten, infolge bevorstehender Witterungseinflüsse ihr Äußeres stark verändern und somit das „künftige Wetter“ anzeigen, werden in diesem Kapitel kurz beschrieben.
Da sind zum Beispiel die *Barbarazweige,* die fast nie vor dem 22. Dezember zu blühen beginnen. Ihre Knospen öffnen sich erst am Tage der Wintersonnwende und kündigen den kommenden Winter an. Sie schmücken heute noch die winterliche Stube, wie sie einst im bäuerlichen Wohnraum der Vorväter standen. Auch die *Königskerze* gibt Auskunft darüber, ob ein strenger Winter zu erwarten ist und mit einem frühen Schneefall gerechnet werden muß. So heißt es im Tiroler Inntal: Wenn die Blüten tief am Stengel stehen, dann gibt es einen frühen Schnee. Folgen auf das Blütenkränzchen nun erst wieder Blätter, so hat man eine Pause zu erwarten, die nach dem ersten Schnee eintritt. Stehen die Blüten aber am Ende des Stengels, so ist mit einem langen Winter zu rechnen; denn erst das Frühjahr wird viel Schnee bringen. Eine andere Methode, bei der Königskerze das kommende Wetter festzustellen, ist folgende: Neigt sich die Spitze der Pflanze nach Westen, so kommt schlechtes Wetter, neigt sie sich aber nach Osten, so ist gutes Wetter zu erwarten.
Eine alte Bauernregel lautet: Viel *Eicheln* im September – viel Schnee im Dezember. Aber nicht nur die Eicheln sind es, die einen strengen Winter und ausgiebigen Schneefall prognostizieren; auch die *Waldfrüchte* sind Vorboten einer kalten, meist langen Winterszeit. Eine reiche Ernte kündet einen strengen Winter an, eine „magere“ Ernte aber läßt eher auf milde Wintermonate schließen. Der *Holunder* zum Bei-

spiel kündet den Eintritt der Getreideernte an; denn genau vier Wochen nach Beginn der Holunderblüte ist die Halmfrucht reif zur Mahd. Vom *Gauchheil* (Anagallis arvensis) heißt es: Das Blümlein öffnet seine Augen nur, wenn das schönste Wetter zu erwarten ist, und auch erst in der neunten Morgenstunde. Der Augsburger nennt es darum „Neunerblume" und der Schweizer „Nüniblümli". Oft aber kommt es vor, daß dem „Faulenzchen" die Luft zu schwer und zu feucht ist, dann öffnet es seine Augen überhaupt nicht, sondern „verschläft" den dunklen Regentag. So wurde es im Volksmund zum „Wetterglas des armen Mannes".
Die Zahl der regenkündenden Pflanzen ist verhältnismäßig gering. Zu ihnen zählt vor allem der *Klee,* der die Blütenköpfe vor dem Regen hängen läßt. Der *echte Sauerklee* faltet seine Blätter zusammen und stellt die Blattstiele aufrecht, wenn Regen bevorsteht. Feuchtes Wetter ist auch zu erwarten, wenn die *Linden* besonders stark duften, wenn die *Zitterpappel* sich dauernd bewegt; wenn plötzlich viele Giftpilze aus dem Erdreich hervorschießen und wenn die *Birken* einen besonders würzigen Geruch ausströmen. Das *Hungerblümchen* läßt die Blätter herabhängen, die *Nachtviolen* duften stärker und die *Wetterdistel* schließt ihre Kelche, die *Sumpfdotterblume* zieht ihre Blätter zusammen und der *vierblättrige Hahnenfuß* neigt seine Blätter; all dies sind Anzeichen eines bevorstehenden Niederschlages. Auch *Fuchsien, Erdbeeren, Kapuzinerkresse* und *Frauenmantel* verkünden Regen, wenn sie an ihren Randzähnchen und Blattspitzen Wassertröpfchen hängen haben. Vor einem Gewittersturm werden die Blätter der *Runkelrübe* schlaff und hängen zu Boden, da sie sonst vom Wind zerbrochen und zerrissen würden. Überall bricht sich der Selbsterhaltungstrieb seine Bahn.
Als „Schönwetterpropheten" gelten: die *Ringelblume,* die *Gänsedistelarten,* das *Buschwindröschen* und die *kleine Bibernelle,* die mit hochstehenden Blättern, Stengeln und Blüten die Sonne erwarten.

Die Signaturlehre des Paracelsus

Wie bereits einleitend erwähnt, spielt in der „Volksbotanik" und Volksmedizin ein Gesichtspunkt große Bedeutung, der besagt, daß die Gestalt der Pflanzen nicht auf Zufälliges beruhe, sondern daß sie im Sinne eines umfassenden göttlichen Heilsplanes zu verstehen sei. Die Schöpfung hat wenig Raum für Naturspiele, sondern ist auf den Menschen hin ausgerichtet, auf die „Krone der Schöpfung", und diese Ordnung äußert sich darin, daß die Naturdinge in dem Kundigen deutbaren Chiffren die Botschaft an sich tragen, wie sie dem Menschen dienen können: sie sind „signiert", mit einer entzifferbaren Botschaft an alle ausgestattet, die in der Lage sind, die Zeichen richtig zu deuten. Die „Kunst-Signatum" ist, wie es das Zedler'sche Lexikon im Jahr 1743 formulierte, die Lehre von den Hinweisen auf „diejenige Gleichheit, so gewisse Kräuter oder andere Geschöpffe mit den Gliedern des menschlichen Leibes oder derselben Zufälle haben, und daher solchen Theilen zuträglich oder wider solche Zufälle (als) heilsam geachtet werden." Jakob Böhme, der deutsche Mystiker (1673–1722), vertrat die Meinung, jedes Ding der Natur offenbare seine Natur auch äußerlich, „denn das Innerliche arbeitet stets zur Offenbarung . . . und das ist die Natursprache, daraus jedes Ding aus seiner Eigenschaft redet und sich immer selber offenbaret." Das Suchen nach Ähnlichkeiten, die bestimmte menschliche Organe mit bestimmten Pflanzen und Pflanzenteilen aufweisen, ist in diesem Sinne mehr als ein kurioses und zielloses Blättern im Buch der Natur, sondern vielmehr Ausdruck des Wunsches, die von einem wohlwollenden Schöpfer mit einer deutbaren Botschaft ausgestatteten Requisiten der Schöpfung „widmungsgemäß" anzuwenden. Eine große Persönlichkeit der abendländischen Kultur- und Geistesgeschichte hat sich, von Vertrauen auf die göttliche Weltordnung geleitet, besonders mit dieser Entzifferungskunst auseinandergesetzt:
Der große Arzt, Philosoph, Naturwissenschaftler und nicht zuletzt Alchemist und Magier, Theophrastus Bombastus von Hohenheim (1493–1541), kurz „Paracelsus" genannt, vertrat die Ansicht: Aus der Form der Dinge kann man ihre innere Kraft erkennen: die äußeren Zeichen lassen auf die innere Wirkung schließen. Diese zwei Sätze beinhalten das Wesentliche der „paracelsischen Signaturlehre". Diese

Wissenschaft heißt auch Physiognomie, weil sie aus der Gestalt und dem Aussehen der Dinge Schlüsse zieht. Ganz besonders bei den Pflanzen und Kräutern hat Paracelsus seine Signaturlehre ausprobiert. Er beschreibt seine Erkenntnisse, die er zur Grundlage seiner großen Heilkunst machte, mit folgenden Worten: „Die Natur zeichnet ein jegliches Gewächs / das von ihr ausgeht / zu dem / dazu es gut ist. / Darum / wenn man erfahren will / was die Natur gezeichnet hat / so muß man an dem Zeichen erkennen / was für eine Tugend in dem Gezeichneten ist. / Denn das soll ein jeglicher Arzt wissen / daß alle Kräfte / die in den natürlichen Dingen sind / durch Zeichen erkannt werden / woraus denn folgt / daß die Physiognomie und Chiromantie der natürlichen Dingen sollen durch einen jeglichen Arzt zum höchsten verstanden werden. / Wo das nit ist / da wird kein Geheimnis in der Natur gefunden werden / mit sicherer Prob und rechtem Wesen. / Es soll das niemand verwundern lassen / daß ich vorbringe die Zeichen der Dinge / denn nichts ist ohne Zeichen / das ist / nichts läßt die Natur aus ihren Händen gehen / ehe sie nit bezeichnet das / was in ihm ist. / Ihr seht ein Exempel an den Menschen / die euch nit verbergen können / wie das Herz in ihnen geartet und genaturt ist. / Und nichts ist so Heimliches im Menschen / das nit ein auswendiges Zeichen hat. / Diese Signatur ist ganz aus dem Brauche gekommen und ihrer gar vergessen worden / woraus ein groß Irrsal folgte / nämlich: daß bisher noch kein Arzt oder Schreiber nach rechtem Grund geschrieben hat / was in den natürlichen Dingen sei, sondern alle / so viel ihrer sind, nur nach Hörensagen. / Der da will beschreiben die natürliche Dinge / der muß die Zeichen vornehmen / und aus den Zeichen dasselbige erkennen. Denn wie wir Menschen erkennen aus seinen Früchten / so werden wir die Kräuter auch erkennen an ihren Früchten, wie wir es nach den Zeichen erfahren . . .
Daß ich solches hier anzeige / dafür ist das allein die Ursache / daß viele Kräuter nicht aus dem Brunnen der Arznei / sondern nur allein vom Hörensagen beschrieben werden / und alle Ärzte wollen auf solch Hörensagen bauen / und es ist ein Sand. / Der da will ein Artzt sein / der muß aus dem Grunde reden / und seinen Grund nehmen aus dem Lichte der Natur / nit von den Hörensagern. / Darum hat die Natur die Dinge gezeichnet und befiehlt / daß ihr allein die Zeichen lernt. / Denn wenn ihr sprechen wollet: wer kann in das Kraut sehen, was in ihm ist? so antworte ich: sieh allein seine Zeichen an, so siehst du alles was in ihm

ist. Der rote Bart ist ein Zeichen, der schwarze auch / die Kleidung ist ein anderes / aus dem allen muß der Mann erkannt werden. / So ist euch ein Grund vorgelegt worden / alle Heimlichkeiten der Natur zu erfahren durch ihre Zeichen. / Dieweil ich mich so gar auf die Zeichen ergeben habe / zu erfahren der Natur Heimlichkeit / so merket auf solches weiter / warum ich mir das Kraut Wasserblut vorgenommen habe / und was im selbigen für Zeichen sind / dadurch ich seine Tugend beschreiben mag und kann. / So sind das die Zeichen / durch die ich sie erfahren habe, – und nicht allein daß ich's von diesem Kraut allein meine / sondern von allen natürlichen Dingen / daß man ein jegliches in seiner Art dermaßen auch erkenne. / Im Wasserblut sind rote Blutstropfen. / Das ist nun das „signatum", daß es eine besondere Art und Natur in sich hat / über alle anderen Kräuter. / Weiter so hat's noch ein anderes „signatum", das ist die Form und Gestalt / und hat noch ein „signatum", das ist der Geschmack. / Aus den drei signatis werden jetzt die Tugenden erfahren, die im Kraut sind . . . Nehmt euch ein Exempel in der Rose oder Lilie! Warum hat sie Gott formiert in dies Bild? Und andere Ding desgleichen? Darum / daß er den Arzt geschaffen hat / das er wisse / was aus der Erde gehe in solcher Anatomei. So er dessen Anatomei weiß / so soll er darnach wissen die Anatomei der Krankheit / so findet er die Konkordanz der Dinge / die einander gleichen und zusammen gehören. / Aus Konkordanz dieser zweiten Anatomien wächst der Arzt / und ohne die ist er nichts. / Selig wäre die Stunde / in diesen Dingen zu arbeiten / wenn man mit dem Elend nicht umfaßt wäre. / Darum seht: ein jeglich Ding, das zu der Mutter gut ist / hat die Matrix Anatomei / und was für Krankheit dieselbe hat / dieselbe Anatomei ist darin zu finden. / Darum billig die Anatomei der Krankheiten und aller natürlichen Dinge uns vor Augen liegen soll. / Und der die Anatomei der Krankheit der Rose hat / soll sich freuen / wenn er sie vor sich sieht / daß ihm Gott eine solche Arznei zustellt, die ihn fröhlich ansieht und fröhlich, tröstlich hilft, – die Lilie desgleichen, der Lavendel desgleichen und so weiter mit allen Dingen . . . Durch die Kunst Chiromantia, Physignomia und Magia ist möglich / gleich von Stund an / nach dem äußerlichen Ansehen / eines jeden Krautes und jeder Wurzel Eigenschaft und Tugend zu erkennen an seiner Signa / an seiner Gestalt / Form und Farbe / und das bedarf sonst keiner Probierung oder langen Erfahrenheit. / Denn Gott hat im Anfange all diese Dinge fleißig unterschie-

den / und keinem wie dem anderen eine Gestalt und Form gegeben / sondern einem jeden eine Schelle angehängt / wie man sagt: man erkennt den Narren an der Schelle. / Also sollt ihr nun auch die Kräuter und Wurzeln an den Schellen und Zeichen erkennen. / Und das sind ihre Zeichen: seht an die Wurzel Knabenkraut: Ist sie nicht gestaltet wie eines Mannes Scham? Niemand kann anders ansagen / weshalb sie magisch anzeigt / daß sie den Männern ihre verlorene Mannheit und Unkeuschheit wiederbringt. / Also die Distel / stechen ihre Blätter nicht wie Nadeln? Dieses Zeichen halber ist durch die Magie gefunden wor den, daß kein besser Kraut ist für das inwendige Stechen. / So hat die Siegwurz ihr Geflecht um sich wie ein Panzer; daß ist auch ein magisches Zeichen und Bedeutung / daß sie vor Waffen behüte wie ein Panzer. So hat die Wurz Syderica in ihrem Kraut in jedem Blatt ein Bild und die Figur einer Schlange / dadurch zeigt sie magisch an / daß sie vor allerlei Vergiftung behüte. / So hat auch die Wegwarte / die Wurzel / eine besondere Influenz von der Sonne / daß sieht man an ihren Blumen / die sich allezeit zur Sonne neigen / als wollten sie sich dankbar erzeigen. / Darum hat sie auch ihre höchste Kraft und Tugend bei der Sonne Schein und so lange die Sonne auf dem Erdreich ist / so bald sie aber untergeht / hat sie wenig Kraft mehr. / Aus welcher Ursache meinst du / daß ihre Wurzel sich nach sieben Jahren in eines Vogels Gestalt verwandle / und was zeigt die Magie davon an? Weißt du das / so schweige still dazu und sage keinem Spötter was davon; weißt du's aber nicht / so lerne es wissen und frage nach ihm und schäme dich nicht zu fragen. / Denn wer da fragt / geht nicht irr und tut nicht unrecht / wie man sagt. / Darum lerne, lerne, frage, frage und schäme dich nicht . . ."
Wie Paracelsus, schreibt auch Oswald Croll in seinen Werken über die innere Signatur der Dinge darüber, daß die Pflanzen durch ihre Signaturen ihre im dunklen Schoße der Natur verborgenen Eigenschaften und Kräfte aufzeigen. Auch Maxwell nimmt in seiner Theorie von der magnetischen Arzneikunde auf die Signaturen der Pflanzen Bezug, und erklärt als Haupterfordernis zur Heilung einer Krankheit, die „Mumie" (Essenz) mit einer signierten Pflanze (das heißt: einer Pflanze, welche die Signatur des kranken Teiles hat) zu verbinden. So folgen hier einige der bekanntesten Pflanzen, und zwar nach den Teilen des menschlichen Körpers geordnet, denen sie durch ihre Signatur entsprechen.

Der Kopf:

1) Der Mohn stellt mit seiner Krone den Kopf und das Gehirn vor.
2) Die Walnüsse haben vollständig die Signatur des Kopfes; denn die äußere grünliche Schale gleicht der Hirnschale selbst; das den Kern umgebende Häutchen gleicht der Hirnhaut und den Membranen des Gehirns; der Kern selbst hat die Figur des Gehirns; deshalb wirkt er auch auf das Gehirn und stumpft die Gifte ab. Bei der Anwendung wird der Kern zerrieben.
3) Die noch geschlossene Hülle der Gichtrose (Pfingstrose, Päonie) hat die Signatur des Kopfes mit den Nähten, desgleichen mit den Äderchen, die das Gehirn umgeben. Die Gichtrose ist daher ein Heilmittel gegen die Epilepsie; ebenso die Meerzwiebel, die auch dem Kopf entspricht.
3) Ferner entspricht dem Kopf der Blätterschwamm, ein schwammartiger Auswuchs des Lärchenbaumes. Er „purgiert“ (reinigt) das Haupt.

Die Haare:

1) Das von manchen Bäumen herabhängende lange Moos gleicht den Haaren. Ein Absud davon, sowie von der wolligen Hülle der Quittenäpfel, wird gegen das Ausfallen der Haare empfohlen und dient zur Wiederherstellung ausgefallener Haare.
2) Den gleichen Dienst leistet ein lange Haare darstellendes Kraut, das auf dem Wasser schwimmend an sumpfigen Orten wächst und weiß blüht.
3) Ebenso gibt es noch andere „Haarpflanzen“, wie das Frauenhaar (Flachskraut, Steinbrech), das Haarmoos usw., deren feine Fasern wie Haare aussehen.
4) Avicenna rühmt als das wirksamste Mittel gegen das krankhafte Ausfallen der Haare die Thapsia.

Die Ohren:

Die Blätter der Haselwurz haben die Signatur der Ohren. Die Blüten dieser Pflanze werden als Mittel gegen Ohrenkrankheiten empfohlen.

Die Augen:

1) Die Signatur der Augen haben die schwarzen Körner des Pariskrautes (Einbeere), des Eisenhütchens (Wolfswurz); die Ringelblume,

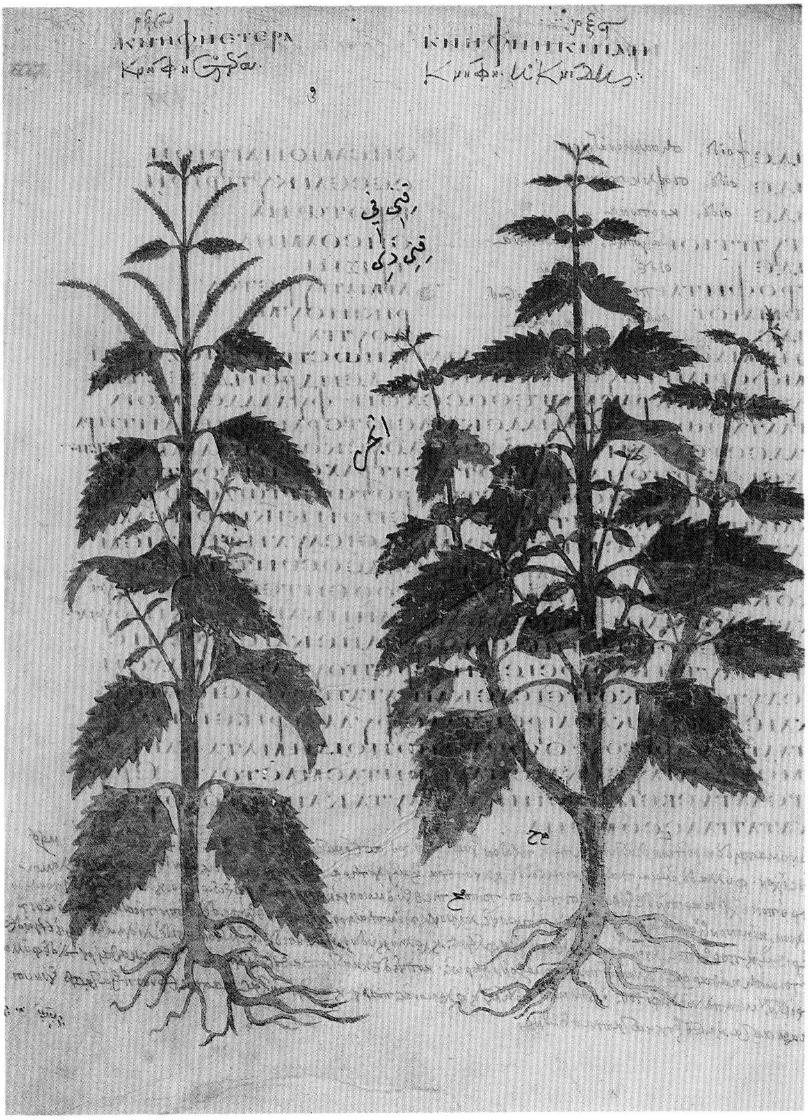

BRENNESSEL (Urtica sp.)

Zwei Brennesselarten werden heute zu medizinischen Zwecken verwendet, die bis zu eineinhalb Meter hohe „zweihäusige“ Urtica dioica und die kleinere „brennende“ Urtica urens. Das Nesselgift in den Brennhaaren wurde früher als Hautreiztherapie bei Nervenlähmungen eingesetzt, indem gefühllos gewordene Körperteile mit Brennesselstauden gepeitscht wurden. Heute verwendet man sie vorwiegend als Rohmaterial für die Blattgrüngewinnung. – Viele Volkstämme erzählen Sagen, nach denen die Brennesselbüsche von geheimnisvollen Wesen bewohnt werden, etwa von einer „Mittagshexe“, die bei größter Hitze Kinder raubt (Kroatien). – Die Blumensprache des vorigen Jahrhunderts deutete das Geschenk einer Brennessel mit dem Satz „Du fliehst mich, und ich bin doch so unschädlich!“

die Afterkamille (Goldblume), das Habichtskraut, der Stachelmohn, die Anemone, die Scabiose (Grindkraut) usw.

2) Die Blüte des Augenkrautes (Augentrost) stellt anatomisch alle Fehler dcs Auges vor, weshalb sie für die Augen sehr dienlich ist.
3) Außer diesen Pflanzen wird ein Stein sehr gerühmt, den man gewöhnlich Augenstein (Achat) nennt und der dunkle, augenähnliche Flecken mit weißem Rande hat. In den Händen getragen, verleiht er Klarheit des Gesichtes.

Die Nase:

Ein Blatt der Wasserminze stellt die Form der Nase dar. Dieses Kraut hat rötlich-weiße Blüten und ist zur Wiederherstellung des Geruches dienlich.

Das Zahnfleisch:

Hauswurz (Mauerpfeffer), die an Mauern wächst, hat die Signatur des Zahnfleisches. Ihr Saft dient wider den Skorbut.

Die Zähne:

1) Die Samenbehälter des Bilsenkrautes haben eine Ähnlichkeit mit den Backenzähnen. Das Bilsenkraut ist daher eines der wirksamsten Mittel gegen Zahnschmerzen (giftige Pflanze!).
2) Auch die Kerne des Granatapfels stellen Zähne dar, und es ist deshalb ein Absud davon gut gegen Krankheiten des Zahnfleisches und zur Befestigung der Zähne.
3) Ebenso das Zahnkraut (Zahnwurz).

Die männlichen Geschlechtsteile:

a) Das männliche Glied:

1) Die Natterwurz (Aron) hat ganz die Signatur der Geschlechtsteile. Einige halten die Natterwurz oder alle Gattungen der Drachenwurz für das *Satyrion erythronium* oder das wahre *Satyrion* des Paracelsus.
2) Auch die Bohnen haben die ganze Anatomie der Schamteile. Dem männlichen Gliede entsprechen ferner das aufrecht stehende Pistill der Cichorie, der hohle Stengel des Habichtskrautes, die Wolfsblume, die Pimpernüsse, die Eicheln usw.

b) Die Hoden:

1) Alle Gattungen der Orchis (Knabenkraut) sind wegen ihrer Ähnlichkeit mit den Hoden geschlechtliche Reizmittel, wenn das männliche Vermögen fehlt. Dabei ist es ein wunderbares Spiel der Natur, daß der obere, größere und vollere Knollen der Orchis zur Erregung des Geschlechtstriebes, der untere, weichere und runzelige zur Hemmung desselben dient.
2) Die verschiedenen Arten der Orchis ahmen so täuschend die Gestalt der Hoden nach, daß jedermann bei ihrem Anblick sie augenblicklich erkennen muß. Am stärksten wirkt die Tragorchis, ihrer Gestalt nach eine Bockshode, die einen Bocksgeruch von sich gibt. Auch die Faunblume ist ein starkes Erregungsmittel.
3) Ferner gehört hierher der Lauch, die Blüten der Cynosorchis, der Hirschschwamm usw.

Die weiblichen Geschlechtsteile:
Die Signatur der Gebärmutter haben die Osterluzei, die innere grüne Rinde der Birke, der Granatapfel, das Schweinebrot (Zyklame), die Muskatblüte usw. Die wollige Wurzel des Löwenfußes hat das Aussehen einer weiblichen Scham.

Die Nieren:
Portulak hat die Signatur der Nieren.

Das Rückgrat:
Dem Rückgrat entsprechen Pferdeschwanz (Schachtelhalm) und Farnkraut.

Die Schienbeine und Knochen:
Der Storchenschnabel (Geranium) hat die Signatur des Schienbeines. Sein Pulver wird als heilend bei gebrochenen Knochen gerühmt.

Die Nerven und Adern:
Der Wegerich hat die ganze Signatur der Hände und Füße; und der Sevenbaum hat die Signatur der Adern.

Die Schweißlöcher (Poren) der Haut:
Die Blätter des Johanniskrautes haben, weil sie durchbohrt erscheinen, die Signatur der Schweißlöcher (Hautporen). Sie dienen daher gegen deren Verstopfung und treiben den Schweiß.

Die Hände:
Ihnen entsprechen unter anderen auch die Feigenblätter, die gegen Gelenkschmerzen wirksam sind.
Soviel zur Signaturlehre, was die menschlichen Körperteile betrifft. Die Krankheiten selbst aber haben nach der Lehre des Paracelsus auch ihre Signaturen. Einige davon werden hier angeführt:

Der Krebs:
Mit dem Mondkraut, welches die Signatur des Krebses hat, soll der Brustkrebs behandelt werden.

Kolik:
Die Winden, die in den „Saaten“ (Samenkörnern) vorkommen, stellen die Eingeweide dar, und sollen abgesotten ein vortreffliches Mittel gegen die Kolik sein.

Ruhr:
Die im Mai gegrabene Wurzel des schmutzigen Wasserkalmus, welche die Farbe und Signatur der Exkremente hat, dient, in der Magengegend angehängt, als Amulett wider die Ruhr. Auch Holunderbeeren sind ein Mittel gegen die Ruhr.

Rotlauf – Rose:
Der Samen des spitzblätterigen Ampfers hat wegen seiner fleischroten Farbe die Signatur des Rotlaufes. Auch den Sumpfkalmus kann man dagegen am Halse tragen.

Blutfluß:
Der rotgebrannte Vitriol hat die Farbe des Blutes und stillt auf wunderbare Weise das Blut. Gauchheil, von blutroter Blüte, soll, wenn es in den Händen erwärmt wird, das aus einer Ader fließende Blut stillen.

Gelbsucht:
Ihr entsprechen Schöllkraut und Safran.

Unregelmäßige Menstruation:
Der rote Beifuß ist höchst wirksam zur Hemmung und Regelung des „übermäßigen Monatsflusses".

Schwinden der Glieder:
Ein abgeschnittener, schon halb verdorrter Weidenzweig wächst, wenn er in die Erde gesteckt wird, zu einem Baume; wegen dieser Signatur leistet daher die Weide ausgezeichnete Dienste wider das Schwinden der Glieder.

Knoten im Fleisch:
Das Bingelkraut hat Knoten und dient wider die Knoten der Haut. Ebenso die knotige Wurzel der Blutwurz.

Seitenstechen:
Kardobenedicten und Mariendisteln sind ein Mittel gegen das Seitenstechen.

Halskrankheiten (Halsbräune):
Die Blüten der Braunwurz stellen durch ihre Form eine Kehle vor; deshalb werden sie gegen allerlei Erkrankungen des Halses sehr empfohlen.

Nagelgeschwür:
Die Engelwurz hat die Signatur des Nagelgeschwürs. Zerquetscht und aufgelegt, tötet sie dasselbe (den „Wurm" am Finger).

Gonorrhöe:
Hiergegen wird die taube Nessel, in Wein gesotten, empfohlen.

Drüsengeschwulst:
Skrophelkraut dient gegen Drüsengeschwülste.

Grind – Krätze:
Dagegen hilft Grindelkraut oder Tüpfelfarn.

Geronnenes Blut:
Schöllkraut vertreibt auf wunderbare Weise, sowohl äußerlich als innerlich angewendet, das geronnene Blut.

Schlangengift:
Dagegen dient ein Dekokt (Absud) von allen Arten der Drachenwurz.

Sommersprossen, welche natürlich nicht unter die Krankheiten einzustufen sind, haben die Signatur der weißen Flecken der Birkenrinde, weshalb auch die Birkenrinde dieselben, sowie auch Gesichtsflecken überhaupt, vertreibt.

> Manche Pflanzen, die in dieser Aufstellung in Zusammenhang mit der Signaturlehre des Paracelsus angeführt wurden, zählen heute zu den Giftkräutern, und es wäre daher nicht ratsam, ohne ärztliche Empfehlung davon Gebrauch zu machen.

BESCHREIBUNG DER PFLANZEN IN ALPHABETISCHER REIHENFOLGE

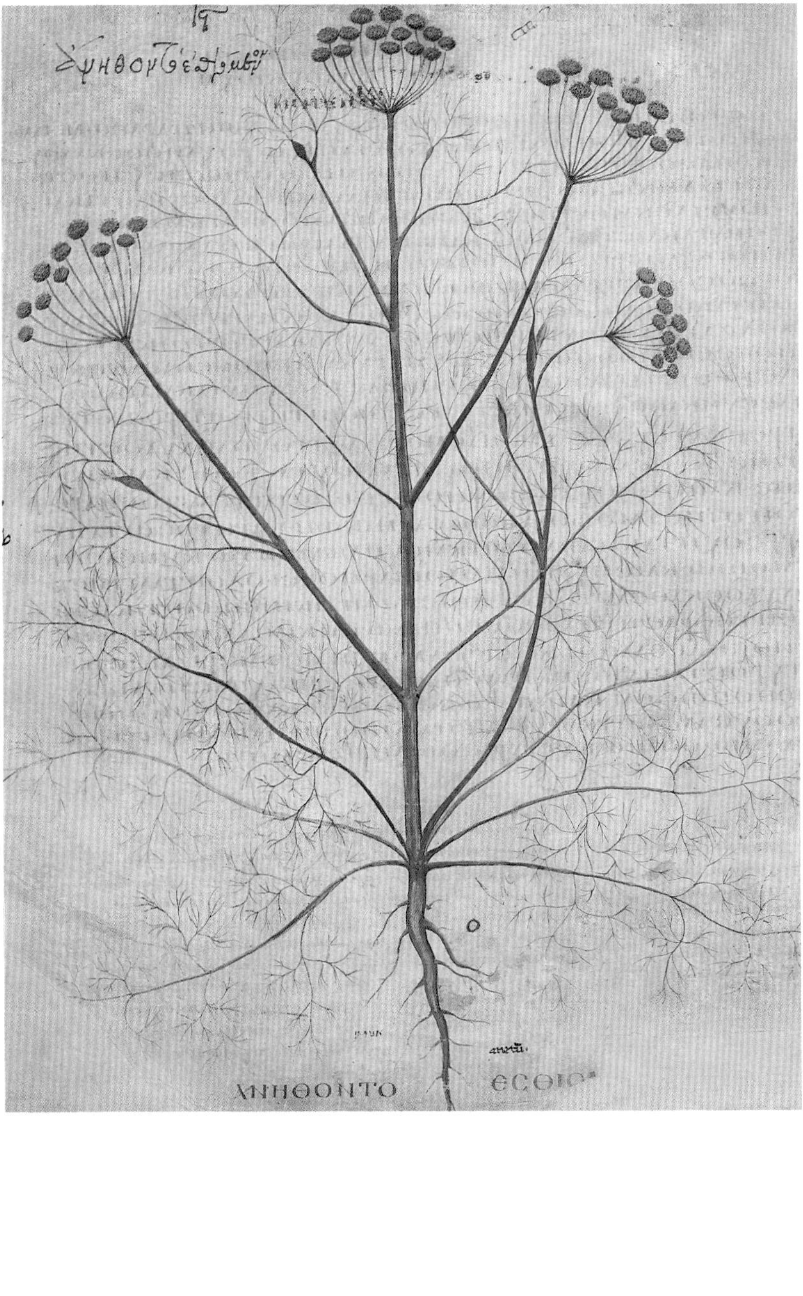
ΑΝΗΘΟΝΤΟ
ЄCΘΙΟ

DILLE, DILLKRAUT (Anethum graveolens)
Heute als Küchengewürzkraut geschätzt, war der Dill oder die Dille in früherer Zeit eine beliebte Heilpflanze, deren Namen mit dem norwegischen „dilla“ (beruhigen) zusammenhängen soll. Dille wurde wie Anis und Fenchel als Verdauungshilfe verwendet. Im 16. Jahrhundert empfahl der Arzt Tabernaemontanus die Dille gegen Blähungen, Schluckauf, Magenschmerzen, Milchmangel stillender Mütter, Augenschwäche und Impotenz sowie gegen Schlaflosigkeit, hielt die Pflanze also offenbar für ein wahres Wundermittel. Das Pulver aus zerstoßener Dillkrautwurzel verordnete im vorigen Jahrhundert Georg Friedrich Most in seiner „Volksmedicin“ gegen entzündetes Rachenzäpfchen; „Man bringt es mit einem Theelöffel an dasselbe.“ Kompliziert ist die Aussage der „Dillblüthe“ in der alten Blumensprache: „Du stellst dir dein Ideal viel zu hoch vor. Gleich Diogenes suchst du stets, ohne zu finden.“

AFFODIL (Asphodelus ssp.)
Nach der griechischen Mythologie sollen die Schatten der Toten auf den Asphodeloswiesen wandeln ... „Da reckte sich auf des Achilleus Schatten und schritt mächtigen Ganges hinab zur Asphodeloswiese ..." (Homer, Odyssee IX, 539, 540). „Und an des Helios Toren vorbei und am Reich der Träume zogen sie, kamen hinab dann bald zur Asphodeloswiese, wo sie wohnen, die Seelen, die Schattengebilde der Müden ..." (daselbst XXIV, 12–14). Diese Pflanze war der Proserpina geweiht, wurde auf Gräbern gepflanzt und hatte eine sehr ausgebreitete volksmedizinische Verwendung; zum Teil heute noch in Griechenland. Dioskurides (II, 199) lobte Affodil ganz besonders; es treibe den Urin, befördere die Menstruation, heile Husten und Seitenstechen; es heile Gicht (Podagra), und der Genuß der Wurzel mache unempfindlich gegen Liebesgenüsse.

ÄHRE (Getreideähre)
Die Getreideähre war nicht nur allein das Symbol der Göttin von Ras Shamra und der Ischtar, sondern auch das Emblem der Demeter bzw. der Ceres und später der Madonna, die als Erdmutter die „Madonna im Ährenkleid" ist. Noch heute werden in Rom am Karfreitag die heiligen Grabstätten mit Kornähren festlich geschmückt, wie vor Jahrtausenden die Altäre der ägyptischen Muttergöttin. Ein Wandgemälde aus Pompeji – 1. Jahrhundert nach Christus – zeigt die Göttin Ceres mit Ährenkranz, Ährenbüschel und Fackel.

AKAZIE (Robinia pseudacacia) = Robinie, eigentl. Falsche Akazie
Häufig mit der Robinie oder der Mimose gleichgesetzter Baum. Weil das Holz der echten Akazie sehr dauerhaft ist, galt sie seit altersher als Symbol der Unveränderlichkeit und Beständigkeit. Noch heute gilt sie bei den Freimaurern als das Symbol für die Unsterblichkeit und die Einweihung.

ALANT (Inula helenium) = das Helenenkraut
In der Antike war der Alant oder das Helenenkraut eine berühmte Heilpflanze, weil sie der Sage nach aus den Tränen der Helena entsprossen ist. Eine andere Legende erzählt, Helena soll den Alant bei ihrer Entführung durch Paris in den Händen gehalten haben (daher der lateinische Name Inula helenium). Das Zauberkraut Moly, das Hermes dem Odysseus brachte, damit er seine Gefährten vom Zauber der Circe befreie, wurde gelegentlich als Alant (und aber auch als schwarze Nieswurz) gedeutet. Im Christentum aber begegnet der Alant selten als Symbolpflanze; er bedeutet „Erlösung". Man benutzte ihn einst gegen Hexenschuß und Geisteskrankheiten. Ein altenglischer Kräutersegen aus dem 11. Jahrhundert berichtet ebenfalls darüber, daß es sich bei dem Alantkraut (Inula) um ein probates Mittel handelt, mit welchem alle „angezauberten" Krankheiten wie Hexenschuß, Alpdrücken oder Besessenheit beschworen werden können. Doch half er angeblich nur, wenn man ihn an einem Donnerstag unter Absingen frommer Lieder oder Gebete aufsuchte, ihn dann mit einem Messer anstach, das Messer stecken ließ, zur Kirche ging, am nächsten Tag wiederkam und das Kraut behutsam ausgrub. Man durfte dieses Kraut aber erst dann verwenden, wenn es mit dem immer noch darin steckenden Messer

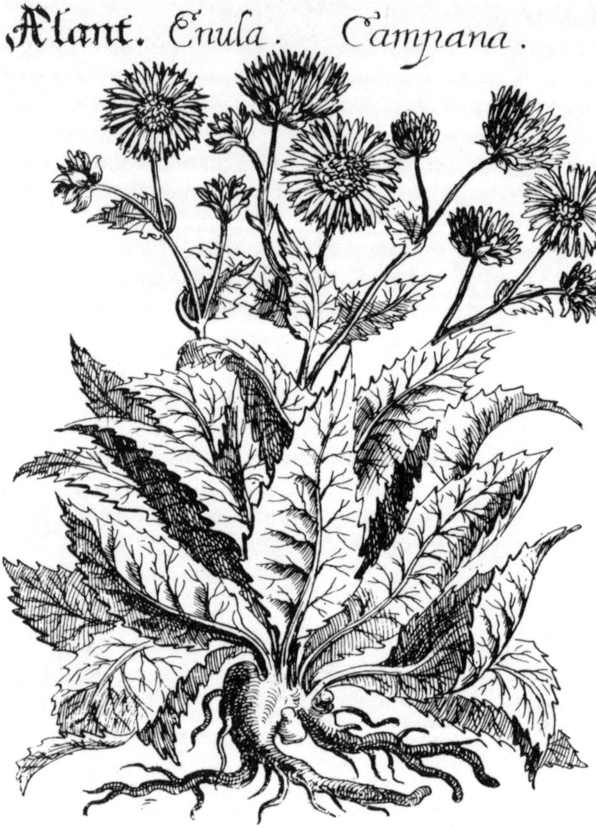

eine Weile unter dem Altar gelegen hatte, hernach in Milch gewaschen und mit Weihwasser übergossen worden war. So lautet die 900 Jahre alte Anweisung. In der Volksmedizin wird Alant als Heilmittel gegen Katarrhe verwendet.

ALLERMANNSHARNISCH, SIEGWURZ (Allium victorialis)

Auch unter den Namen Alpenlauch, Bergalraun und Sieglauch bekannt; stand im Mittelalter als Amulett für Kriegsleute in hohem Ansehen, weil die Zwiebel dieser Pflanze von Fasern kettenhemdartig umstrickt ist. Oft wurde der Siegwurz auch die Gestalt der Alraune gegeben und sie sodann um teures Geld verkauft. Zwei solcher unechter „Alraune" aus der Sammlung Rudolfs II. sollen sich heute noch in der Hofbibliothek zu Wien befinden. Clusius erwähnte aus der zweiten Hälfte des 16. Jahrhunderts, daß Allium victorialis in unseren Alpen „Lanlauch" genannt und zur Vertreibung der düsteren Bergnebel verwendet wurde. Franck nennt die Siegwurz auch Allermannsharnisch, Oberharnisch, Neunhämmerlein, Siebenhämmerlein und sagt von ihr: „Sie pfleget angehangen zu werden, und soll Gespenster, Poltergeister und Bergmänner vertreiben." Als Zauberkraut soll es, auf der Brust getragen, vor allen ansteckenden Krankenheiten schützen und alles Böse fernzuhalten. Die Wurzel des Allermannsharnisch, irgendwo im Stall befestigt, schützt das Vieh 4 Jahre hindurch vor Seuchen und Verhexung, heißt es. Bergleute schützt sie vor bösen Wettern und Diebe bannt sie. Wenn man sie unter der Hausschwelle eingräbt, kommt nichts Böses ins Haus. Aus der Harzgegend wird berichtet: Wenn ein Mädchen am Maria-Himmelfahrtstage (15. August) einen Allermannsharnisch oder eine Siegwurz findet, so kommt sie sicherlich noch in demselben Jahr unter die Haube. Als der Teufel einmal ein junges Mädchen entführen wollte, diese ihm aber einen Allermannsharnisch entgegenhielt, floh der Böse mit den Worten: „Allermannsharnisch, du böses Kraut, hast mir meine Braut geraubt." (Auch *Gladiolus communis* wird „Siegwurz" genannt.)

ALRAUNE (Mandragora officinarum) – siehe auch unter Mandragora
Die Alraune ist die bekannteste aller Zauberpflanzen und steht somit bei den „Zauberkräutern" an erster Stelle. Keinem anderen „magischen Gewächs" wurde so viel Interesse und Beachtung geschenkt wie der Alraunwurzel. Nur einige Bemerkungen über die begehrte, aber auch gefürchtete Pflanze sollen hier im Anschluß an alte Quellen Erwähnung finden, um nicht den Umfang des Buches zu sehr auszuweiten.

Der menschenähnliche Wurzelstock der Mandragora officinalis wurde von altersher als Heil- und Zaubermittel sowie als Aphrodisiakum vielseitig verwendet. Bei den Ägyptern und Hebräern galt die Alraune als magisches Liebes- und Fruchtbarkeits-Symbol. Man vermutet auch, daß die Pflanze Dudaim, die in der Bibel beschrieben wurde, mit der Alraune identisch ist. Rahel wünschte (1. Mose 30, 14 ff.) Dudaim, um damit die Liebe Jakobs zu wecken und gesegneten Leibes zu werden. Die Pflanze, die im Hebräischen „Liebeskraut" heißt, scheint auch gewirkt zu haben, denn Rahel gebar einen Knaben. – Plinius (XXV. 94) schreibt vor: „Das Ausgraben geschieht, nachdem man sich überzeugt hat, daß kein entgegengehender Wind herrscht, und nachdem man, das Gesicht gegen Westen gerichtet, mit einem Schwert 3 Kreise gezogen." Josephus Flavius übertrumpft ihn, indem er sagt, man dürfe die Mandragora nicht selbst aus dem Boden ziehen, sondern es müsse ein schwarzer Hund angetrieben werden, die mit dem oberen Teil an seinem Schweif festgebundene Wurzel auszureißen, worauf man ein markerschütterndes Geschrei der Mandragora vernehme und der Hund tot umfalle. Der Alraungräber müsse sich die Ohren mit Wachs verstopfen, um das Geheul der Wurzel zu überleben. Dies ist eine der bekanntesten Vorschriften, wie beim Ausgraben einer Alraune vorzugehen ist.

Andere Quellen berichten, daß diese wundersame Pflanze tagsüber gar nicht zu finden sei, weil ihre äußere Unauffälligkeit sie von anderen Gewächsen nicht unterscheidet. Nachts aber strahle sie ein rot-leuchtendes Licht aus, und wem es gelinge, sich diese Stelle zu merken oder sie zu markieren, könne sie am Tage wiederfinden und sie nach der vorher erwähnten Anleitung ausgraben. Das direkte Berühren der Alraune, bevor sie der Hund aus der Erde gezogen hat, ist tödlich, wie auch der unerträgliche Mandragoraschrei, sofern man sich nicht – wie vorgeschrieben – vorher die Ohren zugestopft hat. Über diesen „todbringenden Schrei" weiß auch Shakespeare zu erzählen: „Weh, wenn ich zu früh erwachen sollte, wenn mich ein ekelhafter Dunst umqualmt, wenn's kreischt, als grübe man Alräunchen aus, bei deren Ton der Mensch von Sinnen kommt." – klagt Julia (Romeo und Julia, Akt 4, Szene 3), bevor sie den Schlaftrunk nimmt, und Suffolk (Heinrich VI., zweiter Akt, 3. Szene) meint vor seinen Hassern: „Was soll ich sie verfluchen? Wenn ein Fluch todbringend wäre, wie Alraunenstöhnen, ich fände Worte, so durchbohrend scharf, so herb, verrucht und greulich anzuhören . . ." So sagt zum Beispiel die heilige Hildegard von Bingen von der Alraunwurzel, sie sei, als von menschlicher Gestalt und aus derselben Erde wie Adam entstanden, der Versuchung (durch den Teufel) mehr ausgesetzt als alle übrigen Pflanzen. Kein Notleidender verschmähe es, solchen Alraun mit frischem Wasser abzuwaschen, ihn in sein Bett zu legen und zu sprechen: „Herr, der du den Menschen aus Lehm ohne Schmerzen gebildet hast, hier lege ich dieselbe Erde, welche jedoch niemals gesündigt hat, zu mir, damit meine sündige Erde jenen Frieden, den dieselbe ursprünglich besaß, wieder erlange."

Die Alraune soll dem Volksglauben nach unter einer Richtstätte bzw. Galgen wachsen und aus dem Sperma eines Gehenkten entstanden sein. Daher trägt dieses Nachtschattengewächs auch oft den Beinamen „Galgenmännlein". Der Wurzelstock hat eine rübenartige, häufig verzweigte Form und erinnert oft an die Gestalt eines Menschen. Ihr Aussehen und ihre Seltenheit haben ihr den Ruf eingebracht, über übernatürliche Kräfte zu verfügen und dem Besitzer alle Wünsche zu erfüllen. Kein Wunder also, daß diese Pflanze nicht nur vom „gemeinen Volk" begehrt wurde; sie eroberte auch Fürsten- und Königshöfe. Wie die Alraune zu „pflegen und zu hegen" sei, darüber gab es zahlreiche Anleitungen. Nach dem Ausgraben muß sie gewaschen, in Seide gekleidet und an geheimen Orten oder in Schatzkammern aufbewahrt werden, damit sie sich an dem Besitzer nicht „räche" und ihm das Gewünschte verschaffe.

Was aber konnte das Geld- oder Glücksmännlein – wie diese begehrte Wurzel noch bezeichnet wurde – als dienstbarer Hausgeist alles leisten? Die Möglichkeiten, die ein solches „Alräunchen" bot, waren unbegrenzt. Sie verhalf dem „glücklichen Besitzer" zu Geld und Ehren. Der Alraun gab, wenn man seiner artig wartete, Bescheid auf alle Fragen und prophezeite die Zukunft. Er verdoppelte in stiller Nacht neben ihn gelegtes Geld, heilte Krankheiten, half den Frauen in der schwersten Stunde, schützte den Wein vor dem Sauerwerden, das Vieh vor dem Verhexen und verhalf zu einem günstigen Prozeßausgang. Es gab fast nichts, zu dem der Alraun nicht imstande war. Um so selbstverständlicher war es, daß jedermann interessiert war, ein derartiges „Wunderkraut bzw. eine solche Wunderwurzel" zu besitzen. Die Folge blieb nicht aus: Der schwunghafte Handel mit der Mandragora blühte, es wurden horrende Preise für sie bezahlt, ja sie wurde sogar mit Gold aufgewogen. Damit öffnete sich für Betrüger und Fälscher ein uneingeschränktes Betätigungsfeld. Aus der Wurzel der → Zaunrübe (Bryonia alba) schnitzten sie Alraunen, wobei oft gar nicht viel „nachgeholfen" werden mußte, da diese bereits eine täuschende Ähnlichkeit mit der „fast unbezahlbaren" Pflanze besaß. Für die Schwindler standen harte Strafen auf dem Spiel. So wurden zum Beispiel im Jahre 1570 in Schaffhausen drei fahrende Gesellen aufgehängt, weil sie gefälschte Papiere besaßen und mit angeblichen Alraunwurzeln einen schwungvollen Handel betrieben. Die Verfasser der Kräuterbücher des 16. und 17. Jahrhunderts gaben ihrer Entrüstung darüber Ausdruck. Der Verkauf der Wurzel wurde öffentlich verboten. Ein Bericht zur Zeit der Hexenverfolgung vom Jahre 1630 erzählt, daß in Hamburg drei Frauen „gestäupt" (öffentlich ausgepeitscht) worden seien, weil sie mit Alraunen Handel getrieben hatten.

Trotzdem lockte die geheimnisvolle Wurzel, mit deren Hilfe man das „Gold blitzen“ sehen konnte, und der Handel gedieh in aller Heimlichkeit weiter. Die Geschichte berichtet, daß Kaiser Rudolf II. selbst im Besitze von zwei Alraunenwurzeln war, welche ihm durch häufiges Schreien und ihre anspruchsvolle Pflege oft Unruhe und schlaflose Nächte bereitet haben sollen. Auch Jeanne d'Arc (die Jungfrau von Orléans) soll im Besitze eines Alrauns gewesen sein, der während eines Prozesses gegen sie erwähnt wurde. Der Literatur bot der weitverbreitete geheimnisvolle Aberglaube, die Alraunwurzel betreffend, zu allen Zeiten einen reichhaltigen Stoff. So läßt Goethe im zweiten Teil seines „Faust“ Mephisto sprechen: „Da stehen sie umher und staunen, vertrauen nicht dem hohen Fund, der eine faselt von Alraunen, der and're von dem schwarzen Hund.“

Die Zaubermeister, Hexenkünstler und Magier priesen das „Galgenmännlein“ als magischen Schutztalisman und probates Liebesmittel. Die Alchemisten des Mittelalters sahen in der menschenähnlichen Wurzel ein geeignetes Elixier zur Erhaltung der „ewigen Jugend“. Im Jahre 1611 erließ der Herzog Maximilian von Bayern das „Landgebott wider den Aberglauben/ zauberey/ hexerey und andere sträfliche tueffelskünste“. Darin werden alle mit schwerer Strafe bedroht, „die mandragoram oder alraun mit gewisser mass und weiss ausgraben/ auch für sondere unnatürliche würkung behalten und auffheben“. Trotzdem erwies sich der Glaube an die Kraft der Alraunen als stärker und dauerhafter als alle ausgesprochenen Verbote und Strafen.

Soviel in Kurzform zu der „Königin aller Zauberpflanzen“. Solche und ähnliche Berichte lassen sich in alten und auch neueren Quellen nachlesen, die in Einzelheiten zwar etwas voneinander abweichen, dem Grunde nach jedoch dieselben Aussagen machen: über die Zauberkraft, Wirkung und „Gewinnung“ dieser erstrebenswerten, geheimnisvollen, aber auch dämonischen Wunderpflanze (→ Mandragora).

AMPFER (Rumex spp.)

Über diese Pflanze weiß Dioskurides (II. 140) allerlei Gutes zu berichten. Zum Beispiel, daß sie als Gemüse den Bauch erweiche, als Umschlag Halskrankheiten heile, mit Wein getrunken gegen Gelbsucht und Blasensteine nützlich sei; besonders aber solle sie bei Schlangenbissen angewendet werden.

ANEMONE (Anemone spp.)

In der Antike galt sie als Symbol für alles Vergängliche, da die Blütenblätter bald abfallen (ánemos – bedeutet auf Griechisch „Wind“). Blume des Adonis, der von der Venus in eine purpurrote Anemone verwandelt wurde. In der christlichen Symbolsprache bedeuten Anemonen das vergossene Blut von Heiligen (neben Rosen und Margariten).

ANGELIKA (Angelica archangelica) – siehe auch unter Engelwurz

In dem berühmten Kräuterbuch des Adamus Lonicerus aus dem Jahre 1679 heißt es: „Welcher Angelicam bey ihm hat/ ist frey vor Zauberey/ in der Speiß eingenommen./ Aber im Trank ist ihre Krafft die Gift außzutreiben./ Angelicam bey sich getragen/ wird wider Zauberey/ und sonst andere Teuffelsgespenst gerühmt.“

ANIS (Pimpinella anisum)
Seit dem Altertum volksmedizinisch sehr geschätzt. Dioskurides (III. 65) lobt die Früchte als schmerzstillend, harntreibend, als Mittel gegen den Biß wilder und giftiger Tiere, aber auch als Liebesmittel (Aphrodisiakum).

APFELBAUM (Malus sylvestris)
Diese in zahlreichen Arten verbreitete Rosacee wird schon in der Bibel genannt. Der Atem wird mit dem Geruch der Äpfel verglichen. Der Apfel war im Altertum ein Symbol der Fruchtbarkeit, Attribut der Hera, Persephone, Aphrodite. Auch die „goldenen" Äpfel der Hesperiden waren Symbole der Fruchtbarkeit. Im übertragenen Sinne war der Apfel ein Liebeszeichen. Die nordische Götting Iduna besaß Äpfel, deren Genuß verjüngte. Noch heute beißen wie im Altertum Liebende Äpfel an und senden einander diese als Liebespfänder. Als verbotene Frucht des Paradieses gilt der Apfel auch als das Symbol des Sinnenreizes und der Erbsünde. Die Äpfel bildeten bei den Griechen und Römern den Schluß des Mahles (Ab ovo ad mala) – vom Ei bis zu den Äpfeln.

ARNIKA (Arnica montana) = Engelskraut, Wohlverleih
Auf Grund der gelben, würzig duftenden Blüten war Arnika bereits bei den Germanen als Heilpflanze sehr geschätzt. Sie war ursprünglich der germanischen Muttergöttin Frija, später der Muttergottes Maria geweiht, galt aber auch als Schutz gegen Blitz, Hexen und Zauberer. Die Arnika wird in Oberfranken auch als Johanniskraut bezeichnet. Sie ist zwar keine Wiesenblume, wird aber dazu verwendet, die Felder vor dem Korndämon, dem Bilwis, zu schützen. In getrocknetem Zustand wird diese Pflanze, welche auch Wohlverleih heißt, bei anziehendem Gewitter angebrannt und mit ihr geräuchert, wobei man spricht: „Steck Arnika an/ steck Arnika an/ daß sich das Wetter scheiden kann."

ARONSTAB (Arum maculatum) = Pfaffenpint, Aronswurzel, Zehrwurzel
Eine Pflanze mit kolbenförmigem Blütenstand und weißlich-lilienähnlichem Hochblatt. Im Mittelalter Marienattribut. Weil diese Pflanze außerdem auf den grünen Stab Arons verweist, steht sie, wie dieser, im Zusammenhang mit der Auferstehungssymbolik. Die Blüte wird den Kindern in die Wiege gelegt, um sie vor Unholden zu schützen. Wird sie unter einer Türschwelle vergraben, kann nichts Böses ein- und ausgehen. Der Name Drachenwurz – so Plinius – kommt daher, weil die Wurzel wie der Drache zusammengerollt ist. Sie kommt um die Zeit, wenn die Schlangen im Frühjahr aus ihren Schlupfwinkeln hervorkriechen, aus der Erde und verschwindet dann wieder, wenn sich die Reptilien zurückziehen. Es ist freilich unsicher, ob Plinius nicht *Calla* statt *Arum* meint. In der *„Ästhetik der Pflanzenwelt"* von F. Th. Bratranek (Leipzig 1853) berichtet der Verfasser unter der Aufschrift Naturreligion: Wenn Jungfrauen zum Tanze gehen, sollen sie Zehrwurzel (so nennt er den Aronstab) in die Schuhe legen und sprechen: „Zehrwurzelkraut, ich zieh dich in meine Schuh', ihr Junggesellen, lauft mir alle zu."

ASANT (Asa foetida) = Stinkasant, Teufelsdreck
Asa foetida gehört zu den stark riechenden oder „schmeckenden" Substanzen, wie Salz, Zwiebel, Knoblauch, Alaun, welche beliebte Amulette waren. Bei den Somali ist diese

Pflanze ein Schutzmittel gegen böse Geister und Dämonen. Als Volksheilmittel dagegen findet der Asant im rohen Zustand keine andere Verwendung als zum Räuchern bei Zauber- und Wunderkuren. Er wird dann unter der Bezeichnung Stinkasant oder Teufelsdreck gefordert.

ATTICH (Sambucus ebulus) = Zwerg-Holunder
Der Attich wird gegen Schlangenbisse verwendet. Vor dem Abschneiden soll man die Pflanze festhalten und siebenundzwanzigmal zu ihr sagen: „Alle bösen Tiere beschwöre ich." Wenn man den Attich dann dicht über der Erde abschneidet, soll man nicht hinschauen, sondern an den armen Kranken denken, den die Schlange gebissen hat.
Kein anderes Mittel – so wird berichtet – habe eine so gute Wirkung bei Vergiftungen durch wilde Tiere wie der Attich.

BALDRIAN (Valeriana officinalis)
Als Katzenkraut und Hexenkraut bereits im Altertum bekannt als Heilpflanze. (So wurde zum Beispiel aus dem indischen Nardenbaldrian das berühmte Nardenöl hergestellt, mit dem auch Jesus in Bethanien gesalbt wurde.) Mit Bezug darauf erscheint die Pflanze verschiedentlich auf Tafelbildern des Mittelalters. Der mittelalterliche Volksglaube verwendete den Baldrian zum „Ausräuchern" des Teufels und zur Vertreibung von Hexen. Wenn die Bäuerinnen Ärger mit der Milch hatten, die durchaus nicht zu Butter werden wollte, dann flochten sie aus Baldrian ein Kränzlein und gossen die „behexte" Milch hindurch. Aus war es dann mit den Kunststücken des bösen Gesindels, und die Milch wurde zu Butter. In einigen Gegenden lebte die Sitte, den Baldrian freischwebend an einer Schnur an die Zimmerdecke zu hängen, um damit das Eintreten einer Hexe festzustellen. Wenn nämlich der Baldrian oder die „Unruhe", wie dieses Kräuterbündel genannt wurde, sich bewegte, sobald eine Person das Zimmer betrat, war man der Auffassung, es handle sich um eine Hexe bzw. einen Hexer. Wenn man den Baldrian zusammen mit dem braunen Dosten in den Stall hängt, so schützt dies auch die Tiere vor bösem Einfluß. In den Bienenstock gelegt, soll die Pflanze dafür sorgen, daß die Bienen nicht ausschwärmen und im Gegenteil sogar noch fremde Bienenvölker anziehen. Beim Forellenfang soll man die als Köder zu verwendenden Regenwürmer vor ihrem Gebrauch mit Baldrian in Berührung bringen, um einen guten Fang zu erzielen. Das Mittelalter weiß zu erzählen, daß ein Scharfrichter, der in sehr weiches Herz hatte, vor jeder Hinrichtung ein Stück Baldrianwurzel gekaut hat, um sich „hart" zu machen. Ein Liebesrezept aus dem 15. Jahrhundert lautet: Nimm Baldrian in den Mund und küsse die, die du haben willst; sie gewinnt dich gleich lieb. Oder: Jüngling, trage eine Baldrianwurzel in der Tasche und sage den Zauberspruch: „Baldrian, greif mir dran!" Dann kann dir die Maid nichts verweigern.

BAMBUS
Gilt in Ostasien als glückbringende Pflanze. Die Knoten sowie die einzelnen Abschnitte und der gerade Wuchs des Bambus symbolisieren im Buddhismus und Taoismus den Weg und die einzelnen Stufen der geistigen Erkenntnis und Entwicklung.

BANANENBAUM (Musa spp.)
Die Riesenstaude mit dem weichen Scheinstamm und den oft vom Wind zerfetzten Blättern wurde von Buddha als Symbol der Hinfälligkeit alles Irdischen angesehen. In der chinesischen Malerei wird oft ein Weiser unter einem Bananenbaum dargestellt, über die Nichtigkeit der Welt meditierend.

BÄRLAPP (Lycopodium clavatum, L. annotinum)
Bärlapp ist eine als Schlangenmoos, Teufelsklaue, Gürtelkraut, Unruhe, Johannisgürtel, Kolbenbärlapp und Drudenkraut bekannte Lycopodiacee. Die Sporen werden sowohl in der wissenschaftlichen als auch in der Volksmedizin verwendet; sie heißen Hexenmehl, Drudenmehl, Blitz-, Streu- und Moospulver. Diese Pflanze soll als der beste Verteidiger vor Gerichten zum glücklichen Ausgang des Prozesses verhelfen. Der Prozessierende, wenn er zum Gerichte geht, braucht nur ein Stück Bärlapp unter dem Rock zu tragen, und ein günstiger Urteilsspruch folgt mit größter Wahrscheinlichkeit nach, den auch der beste Advokat und Verteidiger nicht erzielen hätte können. Merkwürdigerweise hilft der Bärlapp auch zum schnellen und vorteilhaften Verkauf von Ochsen und Kühen, wenn ihnen der Verkäufer beim Gang zum Jahrmarkt unbemerkt ein Stückchen Bärlapp in die Schweifquaste geschickt hineinpraktiziert. Heiratslustige Mädchen tragen Bärlappstücke im Kleid eingenäht, um recht viele Tänzer zu bekommen. Der tannenartige Bärlapp, Heckenysop, Teufelshand (Huperzia selago) war sehr angesehen bei den keltischen Druiden. Er wurde mit großer Sorgfalt gesammelt, kein eisernes Gerät durfte ihn berühren, auch die bloße Hand war dieser Ehre unwürdig. Eine besondere Umhüllung, ein „Sagus", wurde mit der rechten Hand angewendet. Diese Bekleidung mußte geweiht und von einer geheiligten Persönlichkeit heimlich mit der linken Hand entgegengenommen werden. Er durfte nur von einem weißgekleideten Druiden mit entblößten Füßen gesammelt werden, die in klarem Wasser gewaschen sein mußten. Ehe dieser die Pflanze sammelte, mußte er ein Opfer von Brot und Wein darbringen; danach wurde die Pflanze von dem Orte, wo sie wuchs, in einem neuen reinen Tuche weggetragen. In dem „Kadir Taliesin" wird der Selago „Die Gottesgabe" genannt, und im modernen Walisisch wird er als „Gras Duw" oder die „Gnade Gottes" bezeichnet. Diese Pflanze wurde vor allem als Amulett angesehen, welches den Besitzer gegen allen Schaden schützte.

BASILIENKRAUT (Ocimum basilicum)
Die Labiate Basilikum wurde schon im alten Ägypten kultiviert. In den Totenkammern der Pyramiden wurden Basilikumkränze gefunden. In größeren Dosen gilt Basilikum als Liebesmittel (Aphrodisiakum). Von den Rumänen der Bukowina wird berichtet: Wenn ein Kind zur Taufe getragen wird, so pflegt man die Taufleinwand, mit welcher die Lichter umwickelt werden, mit Basilienkraut und anderen Blumen zu schmücken, wovon niemand etwas wegnehmen darf, denn sonst würde man dem Kind den Schlaf wegnehmen.

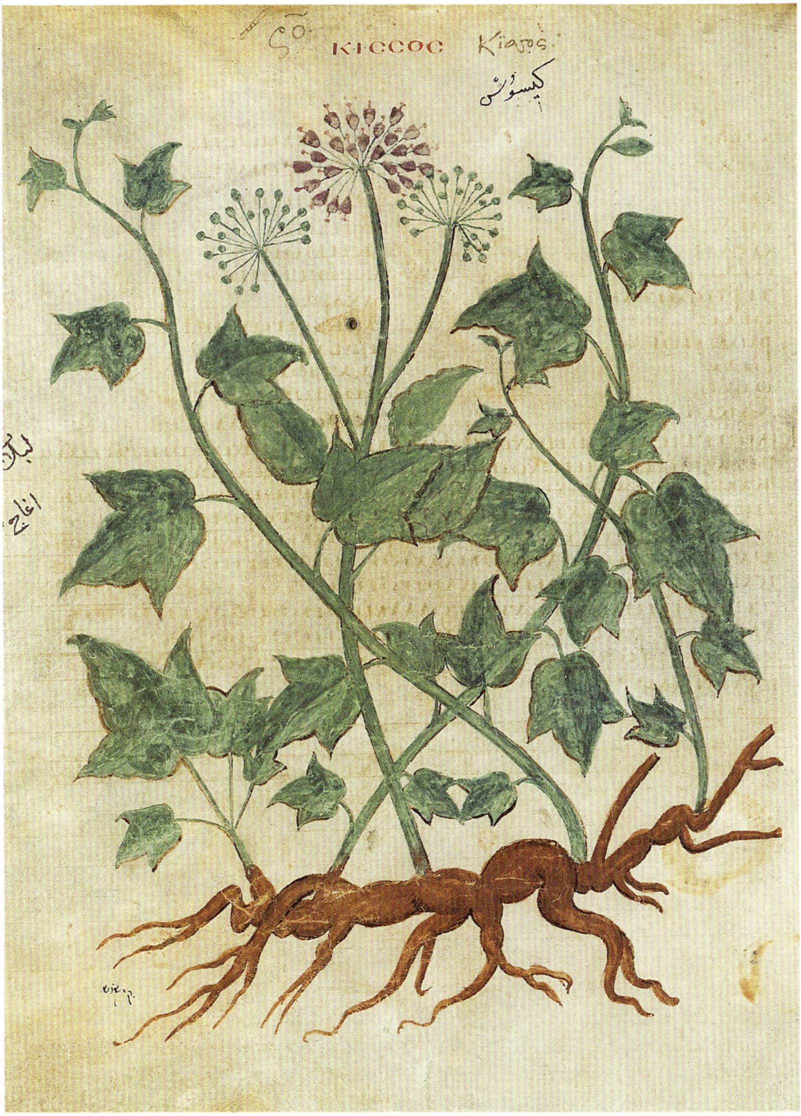
ΚΙϹϹΟϹ
Κίσσος

EFEU (Hedera helix)
Diese immergrüne Schlingpflanze wird traditionell als Symbol der unerschütterlichen Anhänglichkeit gedeutet. Im alten Griechenland umkränzten Efeu und Weinlaub den Thyrsosstab, das Zepter des Gottes Dionysos, wobei Weinlaub auf Sonne und Leben, der Efeu hingegen auf Dunkelheit, Kühle und Tod hinwies. Vielleicht war die Ursache für den gedanklichen Zusammenhang zwischen Efeu und der Nachtseite der Existenz das Wissen um die Giftigkeit der kleinen, blauschwarzen Efeubeeren, die im Herbst reif werden. Früher wurde Efeukraut zu Medizinaltee verarbeitet. Ein alkoholischer Drogenauszug daraus hat sich als Heilmittel gegen Krampf- und Keuchhusten bewährt. Dioskurides empfahl die „Tränen des Efeus“ als Enthaarungsmittel und zum Abtöten der Läuse.

Basilicum.

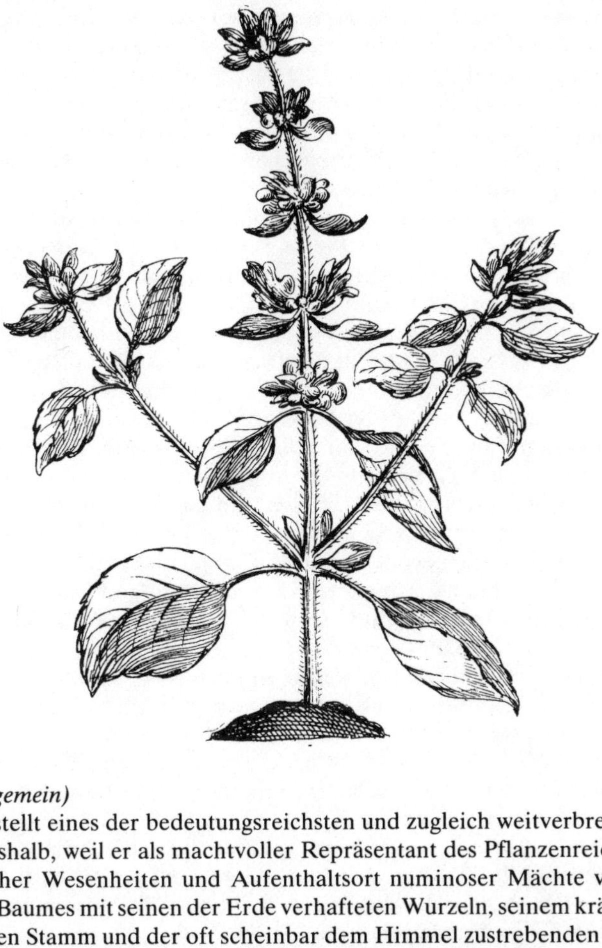

BAUM (allgemein)

Der Baum stellt eines der bedeutungsreichsten und zugleich weitverbreitetsten Symbole dar; dies deshalb, weil er als machtvoller Repräsentant des Pflanzenreiches, als Sinnbild aller göttlicher Wesenheiten und Aufenthaltsort numinoser Mächte verehrt wird. Die Gestalt des Baumes mit seinen der Erde verhafteten Wurzeln, seinem kräftigen, senkrecht aufsteigenden Stamm und der oft scheinbar dem Himmel zustrebenden Krone ließen ihn häufig zu einem Symbol für die Verbindung der kosmischen Bereiche des Unterirdisch-Chthonischen, des Lebens auf der Erde und des Himmels werden.

Diese Aspekte spielen auch bei der Vorstellung vom Weltenbaum eine Rolle, der entweder als Träger der Welt oder, häufiger, als Verkörperung der Weltachse gesehen wurde. Die Blätter und Zweige solcher Weltenbäume sind häufig bewohnt von mythischen Tieren, von den Seelen der Verstorbenen oder Ungeborenen. Vögel, die in der Krone des Weltenbaumes leben, können Symbole für höhere geistige Seins- und Entwicklungsstufen sein. Der fruchttragende, Schatten und Schutz gewährende Baum wird bei vielen Völkern als weibliches bzw. mütterliches Symbol verstanden. Der Laubbaum mit seinem jährlich sich erneuernden Blattkleid ist vor allem ein Symbol der den Tod stets aufs neue besiegenden Wiedergeburt des Lebens. Der immergrüne Nadelbaum gilt als Sinnbild der Unsterblichkeit. Ein umgekehrter Baum, dessen Wurzeln im Himmel verankert und dessen Zweige unter der Erde ausgebreitet sind, stellt nach indischer Tradition ein Symbol für lebensspendende Kraft der Sonne dar; die Bhagavad Gita deutet den umgekehrten Baum auch als Symbol für die Entfaltung alles Seienden aus einem Urgrund. Die Wurzeln repräsentieren das Prinzip aller Erscheinungen, die Zweige die konkrete und detailreiche Verwirklichung dieses Prinzips. In der Kabbala taucht der umgekehrte Baum als Lebensbaum und im Islam als Symbol des Glücks auf.

In der Bibel erscheint der Baum vor allem in der doppelten Gestalt als Baum des Lebens und als Baum der Erkenntnis von Gut und Böse. Der Baum des Lebens symbolisiert auch die uranfängliche Paradiesfülle und zugleich die erhoffte Erfüllung der Endzeit. Als Baum der Erkenntnis symbolisiert er mit seinen verlockenden Früchten den Reiz, den göttlichen Geboten zuwiderzuhandeln. Die Psychoanalyse sieht im Baum ein wichtiges Symbol, das oft in sinnbildlichem Bezug zur Mutter, zur seelisch-geistigen Entfaltung oder auch zum Absterben und zur Neugeburt gedeutet wird. Gewisse psychologische Testverfahren suchen Zeichnungen von Bäumen als symbolische Ausdrucksschemata der Gesamtpersönlichkeit auszuwerten. Eine weitere sinnbildliche Identifikation des Baumes mit dem Menschen ist die in mehreren Gebieten Indiens verbreitete, auf Stärkung der Fruchtbarkeit abzielende Sitte, die Braut vor der Hochzeit mit einem Baum zu vermählen; auch symbolische Hochzeiten zwischen zwei Bäumen, deren Lebenskraft auf ein bestimmtes Menschenpaar übergehen soll, gehören in diesen Zusammenhang.

In der Volksheilkunde nahm der Baum, wie viele andersartige Pflanzen, eine wichtige Stellung ein. Er war einer der beliebsten „Objekte" zur Übertragung von Krankheiten; insbesondere die heiligen Bäume werden mit Lappen und Fetzen von Kleidern, mit Nahrungsmitteln, Haaren und Säckchen, welche Krankheitsprodukte enthalten, behängt. Solche Bäume werden im Volksmund als „Lappenbäume" bezeichnet, ganz gleich, ob aus Krankenheitsgründen Lappen an diese Bäume gehängt werden oder als Opfergaben für die Baumgeister. An die Sitte, Fetzen vom Kleid als Votivgaben aufzuhängen, erinnert schon Horaz (Oden I.5) „. . . Mir ist die heilige Tempelwand der Beweis, daß am geweihten Brett ich die triefenden Kleider aufgehängt dem Meergott." Plinius (543, XII) schreibt den Bäumen ein Seelenleben zu. Apollo wurde unter der delischen Palme, Adonis aus der Myrte (Ovid, Metamorph. X, 495), Attis aus der Mandel geboren, Hera gibt durch Berührung einer Pflanze Ares das Leben (Ovid, Fasti V 225); Romulus und Remus wurden unter einem Feigenbaume gefunden.

Es ist eine alte slawische Sitte, in der Christnacht die Bäume zu schlagen und zu sprechen: „Schlag' ich dich mit dem Horn, schlag' du mich mit Früchten"; oder ein Mann führt einen Beilhieb gegen den Obstbaum, ein anderer hält ihn aber zurück und spricht: „Hau ihn nicht um, er wird schon Früchte tragen!" Die „Baumseele" wird hier durch Drohungen eingeschüchtert und an ihre Pflicht erinnert. – Die Mythologie der Germanen weiß zu berichten: Noch fehlte der Mensch. Da ging Odin mit seinen Brüdern zum Meeresstrande. Dort fanden sie zwei Bäume, Esche und Erle, und sie schufen Menschen daraus. Aus der Esche den Mann (Ask) und aus der Erle das Weib (Embla). Odin gab ihnen die Seele, Wili

Verstand und Kraft zur Bewegung, der jüngere Bruder We endlich ein blühendes Antlitz, Sprache, Gehör und Gesicht. Dem alten Germanen war also die Esche der Originalstammbaum des Menschen. Ja, der Urgermane, der aus der Beobachtung des Wachstums der Pflanzen auf Wesengleichheit zwischen dieser und sich selbst schloß, maß jener auch eine der seinen ähnlichen Seele bei. So war ihm die Pflanze, vor allem aber der hochstrebende, langlebende Baum der Hort des verkörperten Naturlebens und somit das Symbol der Unsterblichkeit. Auf dieser Vorstellung beruhen die religiösen Verehrungen bestimmter Baumarten und des Waldes im allgemeinen, und damit ist auch jener weitverbreitete Baumkultus verschiedener Völker, der heute noch in zahlreichen Überlieferungen wiederklingt, gut verständlich.

BEIFUSS (Artemisia vulgaris) – vgl. auch Wermut

Der Beifuß zählt zu den Johanniskräutern und wurde daher als Brautpflanze verstanden, stand aber auch in Verbindung mit der Mutter Maria, der himmlischen Braut. Diese Pflanze, ein an Wegrändern und auf Schutthalden wachsender Korbblütler, wurde früher auch Sonnwendgürtel genannt, und nach dem Volksbrauch zur Sonnwendfeier als Flechtwerk in Form eines Gürtels um den Leib getragen. Dieser „Gürtel" wurde nach dem Fest in der Sonnwendnacht in das Johannisfeuer geworfen, was als Unterpfand für „ein Jahr Gesundheit" galt. Nach altem Volksglauben soll dieser „Sonnwendgürtel", der beim Tanz um das Johannisfeuer getragen wurde, deshalb anschließend in die leuchtende Glut geworfen werden, damit der Flammen verzehrende Kraft nun auch Krankheit und Unheil des ganzen Jahres tilge. Weiters soll er auch vor Verhexung und Verzauberung, und dem Einfluß der bösen Mächte das ganze Jahr über Schutz bieten. Eine andere Quelle erzählt, daß sich am Johannistage unter der Beifußstaude geheimnisvolle Kohlen, auch Thorellenstein oder Narrenkohlen genannt, befinden, die, um den Hals getragen, das Fieber oder die fallende Sucht vertreiben sollen. Soviel man sich den Kopf zerbrochen hat, woher diese kleinen Kohlen wohl kommen mögen, es hat sich keine Erklärung gefunden. Sogar der gelehrige Doktor Brunfels erzählt davon: „Die magi (die Magier) graben disse wurzel uff St. Johannes abent / so die sonn untergadt / so finden sye darbey eyn schwartz körnlin an der wurzel hangen. / Und das dem also / hab ich selb gesehen / ist ein sonderlich geheymnis / was damit gehandlet würt."

Daß es sich beim Beifuß um eine uralte Zauberpflanze handelt, davon berichtet schon Plinius. Der Wanderer habe sich dieses Kräutlein an die Füße gebunden, berichtet er, um nicht müde zu werden. Unsere heutige Bezeichnung „Beifuß" deutet noch auf diesen alten Aberglauben hin. – In einem angelsächsischen Kräutersegen heißt es in der ersten Strophe über ihn: „Erinnere du dich, Beifuß, was du verkündest, was du anordnest in feierlicher Kundgebung. Du, das älteste aller Kräuter, du hast Macht gegen 3 und gegen 30, du hast Macht gegen Gift und Ansteckung, du hast Macht gegen das Übel, das über das Land dahinfährt." – In einem alten Zauberbuch steht über den Beifuß folgendes: Nimm einen Stengel von der „Beifuß" (Artemisia) genannten Pflanze, wenn diese in schönster Blüte steht, schneide den Zweig möglichst nahe am Boden ab, am dritten Tage aber hefte man ihn mit einem Stückchen Stacheldraht an den First des Hauses, wo das Haus am höchsten ist, so daß die Spitzen des Zweiges abwärts hängen. Kein Blitzstrahl wird jemals in einem solchen Hause einkehren, solange der Beifußzweig an dessen First hängt.

Ein anderes magisches Mittel lautet: Müdigkeit der Füße vermeidest du, wenn du Beifuß oder Eisenkraut, acht Tage nach Bartholomä geerntet, in den Schuhen trägst. Dann beißt dich auch kein Hund und du bist vor Vergiftung, Wasser und Feuergefahr sicher. Wer Beifuß im Hause hat, dem kann der Teufel nichts anhaben.

BESCHREIKRAUT (Stachys recta) = aufrechter Ziest
Seit der berühmte Kräuterbuchverfasser Leonhard Fuchs in diesem Kraut das erste oder herakleische Eisenkraut des Dioskurides entdeckt zu haben glaubte, gelangte der straffe Ziest zu Ruhm und Ehren. Unter dem Namen Siderites noch jetzt in den Apotheken bekannt, galt er bei den Soldaten und den Gladiatoren als das angeblich von Herakles entdeckte Wundkraut. Im Mittelalter rechnete man die plötzlich auftretenden Gliederschmerzen, den sogenannten Fluß (Gicht und Rheumatismus), sowie Lähmungen, andauernde Schwäche usw. zu den Krankheiten, welche dämonischer Natur sind und durch den „bösen Blick", Beschreien der Kinder usw. angehext worden waren. Deshalb gebrauchte man zur Vertreibung dieser „unnatürlichen" Krankheiten das Beruf- oder Beschreikraut. Das abergläubische Volk trug den Ziest in der Tasche oder vergrub ihn unter der Türschwelle, um die bösen Einflüsse vom Hause fernzuhalten.

BIBERNELL (Pimpinella saxifraga P. major) = Pimpernell, Pimpinelli
Von ihm berichtet die Sage, daß es ein Vogel und eine himmlische Stimme gewesen seien, die die Menschen auf seine angeblich pest- und cholerabannende Wirkung aufmerksam gemacht hätten. Als in einem kleinen Ort im Bayrischen Wald die Pest gar zu arg wütete, soll ein Vogel an das Fenster des einzigen Überlebenden gekommen sein und gesagt haben: „Eßt's nur brav Ehrenpreis und Pimpernell, dann bleibt's gesund und sterbt's nöt so schnell." Die Überlebenden in der weiteren Nachbarschaft hätten den Rat befolgt und seien gesund geblieben. Ähnliches wird aus der Schweiz, aus dem Toggenburger Land berichtet, wo die Pest im Jahre 1629 viele Opfer forderte. Ein Bauer habe damals eine „himmlische Stimme" gehört, die ihm zurief: „Esset die Pimpernelle, so sterbt ihr nicht so schnelle." Als im Heere Karls des Großen die Pest ausbrach, soll dem Herrscher im Schlaf ein Engel erschienen sein, der ihm riet, am nächsten Tag einen Pfeil in die Luft zu schießen. Der Pfeil würde zur Erde zurückkehren und dabei ein Kraut treffen, daß die Pest zu bannen imstande sei. Der Frankenkönig tat, wie ihm geheißen. Der Pfeil spießte beim Zurückfallen eine „Silberdistel" (Bibernelle) auf. Fortan galt die Silberdistel als ein Mittel gegen die Pest.

BILSENKRAUT (Hyoscyamus niger) = Nasenwurz, Zigeunerkraut, Schlafkraut, Teufelswurz, Dullkraut, Dulldill
Ein Giftkraut, dessen Kräfte seit uralten Zeiten bekannt sind und mißbraucht werden. Dioskurides (IV, 69) beschäftigte sich ausführlich mit dieser Giftpflanze. Er kennt drei Arten: die eine hat fast purpurfarbene Blüten, schwarze Samen und stachelige Kelche; die andere hat quittengelbe Blüten, weichere Blätter und Kapseln und gelblichen Samen wie die Rauke. Diese beiden bewirken Wahnsinn und Lethargie, sie sind zum Gebrauch untauglich. Plinius (XXV, 35) schreibt die Pflanze dem Herkules zu. Mittelalterliche Quacksalber nutzten den „Wurmglauben" für ihre Zwecke aus. Wirft man nämlich den

Samen des Bilsenkrautes auf ein offenes Kohlenfeuer oder ein heißes Blech, so springt unter brenzlichem Geruch die dunkle Samenschale und läßt den hellen wurmförmigen Keimling hervortreten. Nachdem die Quacksalber den Zahnkranken den Dunst von Hyoscyamussamen durch einen Trichter einatmen ließen, zeigten sie ihm (nach dem Aufplatzen der Samenschale) die wurmförmigen Samenkeimlinge als „herausgezauberte Zahnwürmer". – Schon die alten Ägypter kannten das Bilsenkraut, und so wird es auch neben einer Anzahl anderer Kräuter im Papyrus Ebers erwähnt. In den Werken von Apollonius Rhodius (3. Jahrhundert vor Christus), Ovid, (43 v. Chr.–17 n. Chr.) und Homer finden sich Geschichten über Zaubertränke, deren Wirkung deutlich den Hinweis liefern, daß ihr wichtigster Bestandteil das Alkaloid Hyoscyamin war. Apollonius und Ovid beschreiben in allen Einzelheiten, wie Circe zusammen mit der Tochter ihres Bruders, Medea, die ihr in ihren Zauberkünsten in nichts nachstand, Zauberkräuter sammelt. Die Hexe Circe soll nach Homers Erzählung die Begleitmannschaft des Odysseus mit einem Getränk aus Bilsenkraut in Schweine verwandelt haben. Von Circes Zaubertrank sagte Homer im 10. Buch der Odyssee nur, daß er den Saft magischer Pflanzen enthielte. Daß diese mit der Schierlingspflanze identifiziert wurden, beruht ausschließlich auf der Tatsache, daß der Schierling Alkaloide enthält, die das Gefühl erzeugen können, in ein Tier verwandelt worden zu sein. Die griechische Mythologie liefert den Beweis, daß zur damaligen Zeit schon die verborgenen und gefährlichen Kräfte des Bilsenkrautes bekannt waren und davon reichhaltig Gebrauch gemacht wurde. Das Bilsenkraut war den Giftmischern der Antike und des Mittelalters ein wichtiges Zauberkraut neben dem gefürchteten Sturmhut, welcher ebenfalls in der Liste der „magischen Giftkräuter" an vorderer Stelle stand. Schon seit Urzeiten verwendete man das Bilsenkraut zur Herstellung schmerzstillender Medikamente. Wie Schierling und Alraune wurde es eingesetzt, um die Leiden zum Tode Verurteilter zu mildern. Bilsenkraut vermag jedoch nicht nur die körperlichen Schmerzen zu lindern, es erzeugt auch das Gefühl des „Vergessens" und der Gleichgültigkeit sowie der Willens- und Widerstandslosigkeit. Heute sind manche Historiker der Ansicht, daß das Bilsenkraut der wirksame Bestandteil in dem wundersamen Trank war, den Gudrun (= Brünhild) von Kriemhild in der Gudrunsage erhält, um nicht nur den Mord an ihrem Siegfried zu vergessen, sondern auch aufhöre, jene zu hassen, die diesen Mord angezettelt haben. Endlich soll dieser Trank auch dafür gesorgt haben, daß sie bereitwillig die Braut des Hunnenkönigs Attila wurde. – Bilsenkraut war auch ein Bestandteil der Hexen-Flugsalben, und es wird in einigen Quellen behauptet, daß, wenn neue Leute in den Kreis der Hexen aufgenommen wurden, ihnen Bilsenkrautsaft verabreicht wurde. Dieser „Willkommenstrunk" machte die Neuaufgenommenen gefügig, um an den ausgelassenen Sabbat-Riten teilzunehmen. – Aber auch in der Volksmedizin spielte das Bilsenkraut eine gewichtige Rolle, und zwar als Beschwörungs- und Zauberkraut. In einer Beschwörung des Bilsenkrautes aus dem 6. Jahrhundert heißt es für den Fall, daß man es gegen Gicht anwenden will: „Man grabe es, wenn der Mond im Zeichen des Wassermannes oder der Fische steht, vor Sonnenuntergang, aber ohne dabei die Wurzel zu berühren; doch darf man nur mit zwei Finger der linken Hand, mit dem Daumen und „Arztfinger" (Ringfinger), graben und dazu muß man sprechen: „Ich sage dir heiliges Kraut, morgen rufe ich dich in das Haus des Phileas, damit du dem Fluß der Füße und Hände (= Podagra, Rheumatismus) dieses Mannes (oder dieser Frau) gebietest. Ich beschwöre dich bei dem großen Namen Jaoth, Sabaoth, welcher der Gott ist, welcher die Erde festgebannt und das Meer trotz der hineinströmenden Flüsse still stehen machte, der das Weib des Lot vertrocknet und in eine Salzsäule verwandelt hat. Nimm in dich auf den Geist der Erde, deiner Mutter und ihre Kraft und trockne den Fluß der Füße oder der Hände dieses Mannes (oder dieser Frau)!' Am darauffolgenden Tage nimmt man die Knochen irgendeines toten Tieres, gräbt damit das Kraut aus, ergreift die Wurzel und spricht: ,Ich beschwöre dich bei den heiligen Namen Jaoth, Sabaoth, Adonai, Eloi!' Dann streut man auf die Wurzel eine Handvoll Salz und sagt: ,Wie dieses Salz sich nicht vermehrt, so mehre sich auch nicht das Leiden dieses Mannes (oder dieser Frau)!' Hierauf nimmt man die Spitze der Wurzel und hängt sie dem Kranken um, wobei man darauf achten muß, daß sie nicht naß werde. Den Rest der Wurzel läßt man dann 360 Tage hindurch über dem Feuer hängen." Auch heißt es: die Priesterin des Orakels von Delphi soll ihre Weissagungen unter dem Einfluß von Räucherduft aus Bilsenkrautsamen gemacht haben. Eine wahrhaftig geschichtsträchtige Pflanze!

BINSE (Juncus spp.)
Grasartige, ausdauernde Pflanze; im Christentum Symbol der unermüdlichen Gottesliebe.

BIRKE (Betula pendula, B. pubesens)
Vor allem in Rußland Symbol des Frühlings und des jungen Mädchens. Ein altes Hausmittel zur Erhaltung der Zähne lautet: Man schneide einen fingerdicken Birkenast, entrinde ihn und beiße darauf morgens und abends, je drei Minuten lang.

BIRNBAUM (Pyrus spp.)
In China ist der Birnbaum wegen der Zartheit und der raschen Vergänglichkeit seiner Blüten das Symbol der Trauer. Wegen der makellosen Weiße seiner Blüten galt er im Mittelalter als Mariensymbol. Die Birne wird wegen ihrer unbestimmt an weibliche Formen erinnernde Gestalt in der psychoanalytischen Traumdeutung häufig sexuell interpretiert. Im Volksglauben deuten viele Birnen auf reichen Kindersegen. Der Birnbaum war im bayrischen Heidentum ein heiliger Baum. Birnbrot, das heißt Birnklötzchen in Brotteig gebacken (daher Klötzenbrot genannt), ist in der Weihnachtszeit noch eine spezifisch bayrische Kultspeise. Gelingt es der Bäckerin aber nicht, einen guten Brotteig herzustellen, so stirbt nach altem Volksglauben sie im kommenden Jahr. Der wilde Birnbaum heißt bei den Wenden Plonika, er wurde wie der wilde Apfelbaum nach einem Drachen benannt. Deshalb werden die wilden Birn- und Apfelbäume als „Drachenbäume" bezeichnet. In alten Überlieferungen, Sagen und Legenden wird von den Drachenbäumen berichtet: Ein Feld wird vor Unheil aller Art behütet, wenn man auf demselben einen Drachenbaum pflanzt. Wenn man in der Silvesternacht gleich nach 24 Uhr Brühe von den Früchten des Drachenbaumes auf die Hausschwelle gießt, so kommt im folgenden Jahr der Tod nicht ins Haus. Im Paradies hat der Teufel auf einem Drachenbaum gesessen und die ersten Menschen zur Sünde verleitet. Die wilden Birnbäume sind dem Menschen aus dem Paradiese nachgezogen, deshalb findet man sie überall auf dieser Welt. Noch immer soll der Teufel auf diesem Baume sitzen, seine Früchte verunreinigen, damit sie einen

herben Geschmack bekommen. – Früher pflegten in den Drachenbäumen die Drachen zu hausen; und so wie die Drachen sieben Häupter hatten, so haben auch die Drachenbäume sieben große Zweige.

BLATT (allgemein)

Als Charakteristikum des Pflanzenreiches ist das Blatt in der Ornamentik der bäuerlichen Kulturen weit verbreitet. In Ostasien zeigt es symbolisch Glück und Wohlstand an, und in der christlichen Mystik symbolisiert das Dreiblatt (Kleeblatt) die Dreifaltigkeit, ein Vierblatt das Kreuz und die vier Evangelien sowie die Kardinaltugenden. Das Feigenblatt als erste Kleidung Adam und Evas ist das Zeichen der Schamhaftigkeit.

BLUME (allgemein)

Die Blüte einer Blume ist das Sinnbild eines krönenden Abschlusses, der Inbegriff des Wesentlichen, und vor allem Symbol der weiblichen Schönheit. Das empfangende Verhältnis zur Sonne und zum Regen macht die Blume auch zu einem Sinnbild der passiven Hingabe und der Demut. Wegen der meist radialen Anordnung ihrer Blütenblätter begegnet sie uns oft auch als Zeichen der Sonne. Ihre kurze Zeit der Blüte macht sie häufig zum Symbol für Unbeständigkeit und Vergänglichkeit.
Gelegentlich werden die Blumen, wie die sie besuchenden Schmetterlinge, symbolisch in Zusammenhang mit den Seelen der Verstorbenen gebracht. Nach Farben unterschieden stehen gelbe Blumen in symbolischem Zusammenhang der Sonne, weiße mit Tod und Unschuld, rote mit dem Blut und der Liebe, blaue mit Traum und Geheimnis. Goldene Blumen sind im Taoismus ein Ausdruck höchsten geistigen Lebens.

BODHIBAUM – siehe Feigenbaum (Ficus carica)

BORRETSCH (Borago officinalis)

Das Gurkenkraut stand lange in dem Ruf, trübe Gedanken zu vertreiben. Als rauhe und behaarte, zugleich aber wohlschmeckende Würzpflanze ist dieses Kraut ein Symbol für hohe Qualitäten, die sich hinter Unscheinbarkeit verbergen. Auf Grund ihrer äußeren Schlichtheit verkörpert diese Pflanze symbolisch das Wesen der Jungfrau Maria.

BRECHNUSS (Strychnos spp.)

Schon im Altertum galt die Brechnuß (Strychnos), aus der das tödliche Strychnin hergestellt wird, in geeigneter Verdünnung als bewährtes Liebes- und Potenzmittel. Sie gehört zu der Gattung der Strychnosgewächse.

BRENNESSEL (Urtica dioica)

Der bekannte Kräuterforscher Dr. Heinrich Marzell schreibt über die Brennessel: „Sie zeigt dem primitiven Menschen ein doppeltes Gesicht: Als Freundin des Menschen erscheint sie, wenn sie ihm im Frühjahr das erste frische Grün als Kost bietet, die er in der langen Winterszeit so schmerzlich entbehrt hat; als unheimliches Kraut und als Sitz eines bösen Dämons, weil sie brennt, ohne daß er, wie bei der Distel, die Ursache der Schmerzempfindung gleich feststellen kann . . . Gleich den Dornsträuchern hat auch die

Nessel die Kraft, Hexen und überhaupt bösen Zauber fernzuhalten, ein Beweis, wie körperlich man sich diese unheimlichen Wesen vorstellt . . . In der sympathischen Medizin dient die Brennessel vor allem dazu, um das Fieber, besonders, das sogenannte ‚kalte Fieber' (Wechselfieber mit Schüttelfrost) zu bannen, eine Krankheitserscheinung, die man sich verursacht dachte durch einen Dämon, der den Menschen hin- und herschüttelt." So ging man früher bei Fieberkrankheiten, vor Sonnenauf- oder nach Sonnenuntergang, drei Tage lang zu einer Brennessel und sprach folgende Worte: „Guten Morgen (oder guten Abend) liebe Alte, ich bring das Heiße und das Kalte (Fieber), mir soll es vergehen, und du sollst es bekommen." Das direkte Ansprechen der Brennessel mit „du Alte" deutet auf den Glauben, in der Brennessel den Sitz eines dämonischen Wesens zu vermuten. Teilweise hielt man die Nesselbüsche auch für Aufenthaltsorte der Seelen Verstorbener. Auf jeden Fall soll es dort, wo Brennessel wachsen, „nicht geheuer" zugehen. Die Zigeuner waren der Ansicht, an Orten, an denen Brennessel wachsen, sollen sich versteckte Eingänge befinden, die zu den Wohnungen unterirdischer Geister führen. Sie bezeichneten diese unterirdischen Wesen als Pcuvush – Leute (von pcuv, Erde, abstammend, und manush abgekürzt in ush = Menschen, = Erdmenschen), welche unter den Brennesselbüschen hausen. Sie sind klein und häßlich von Gestalt; ihr ganzer Körper ist dicht behaart . . . Sie wandeln oft unsichtbar auf der Oberfläche der Erde, indem sie ihre drei auf dem Haupte befindlichen goldenen Haare unbedeckt lassen. Bedecken sie ihr Haupt mit einer Mütze, so werden sie für jedermann sichtbar. Wer ein Haar vom Leibe eines „Pcuvush" erlangt, kann damit Steine in Gold verwandeln. – Ein anderer alter Aberglaube besagt, daß das Bier beim Herannahen eines Gewitters „leicht umschlage" (sauer werde); um dies zu verhüten, legt man Nesselstangen neben den Bierbehälter. Vielleicht wollte man damit ein „magisches Umfeld" erzeugen, um das Bier vor Witterungseinflüssen zu schützen. Analog dazu ist auch der Glaube, die Brennessel habe eine ganz besondere Kraft gegen alle möglichen „Strahlungen", da sie hauptsächlich dort wachse und gedeihe, wo sich zwei oder mehrere Erdstrahlen „schneiden". Interessant aber ist die Tatsache – so behaupten zumindest Wünschelrutengänger –, daß die Brennessel nur an solchen Orten zu finden sei, wo das „magische Reis" ausschlage. Solche Stellen sollen auch als Blitzfangpunkte gelten, das heißt „blitzanziehend" wirken. Aus diesem Volkswissen heraus nannten die Alten die Brennessel auch „Donnernessel". Darum war die Nessel dem Donar heilig. – In der Liebe gebrauchte man die Brennessel auf folgende Weise: „Wer eine heiß brennende Liebe in seinem Herzen fühlt, soll die sengenden Nesseln tragen." Eine andere geheimnisvolle Vorschrift: „Du sollst an einem Freitag Früh, wenn die Sonn' aufgeht, zu einer Nessel gehn, und besieh dir die Nessel im Namen derer, welcher du hold bist; bespreng die Nessel mit Salz und geh' bei Sonnenuntergang wieder zu ihr, grabe sie mit der ganzen Wurzel aus, lege sie in die Glut und sprich die Worte: Öl und Amel und Ingrinn, ich beschwöre euch, wie die Nessel hier brennt, so brenne auch ihr Herz nach mir."

BRUCHKRAUT (Hernaria glabra)

Die Festigkeit, mit welcher dieses an sandigen Stellen wachsende Kraut seine Stengel mittels Würzelchen im Boden verankert hält, veranlaßte den Aberglauben, daß selbst eine Hexe aus einem Haus, in welchem dasselbe aufbewahrt wird, nichts wegnehmen könne. Die volkstümliche Bezeichnung „Nimm ma nix" ist wohl schon ein uralter imperativischer

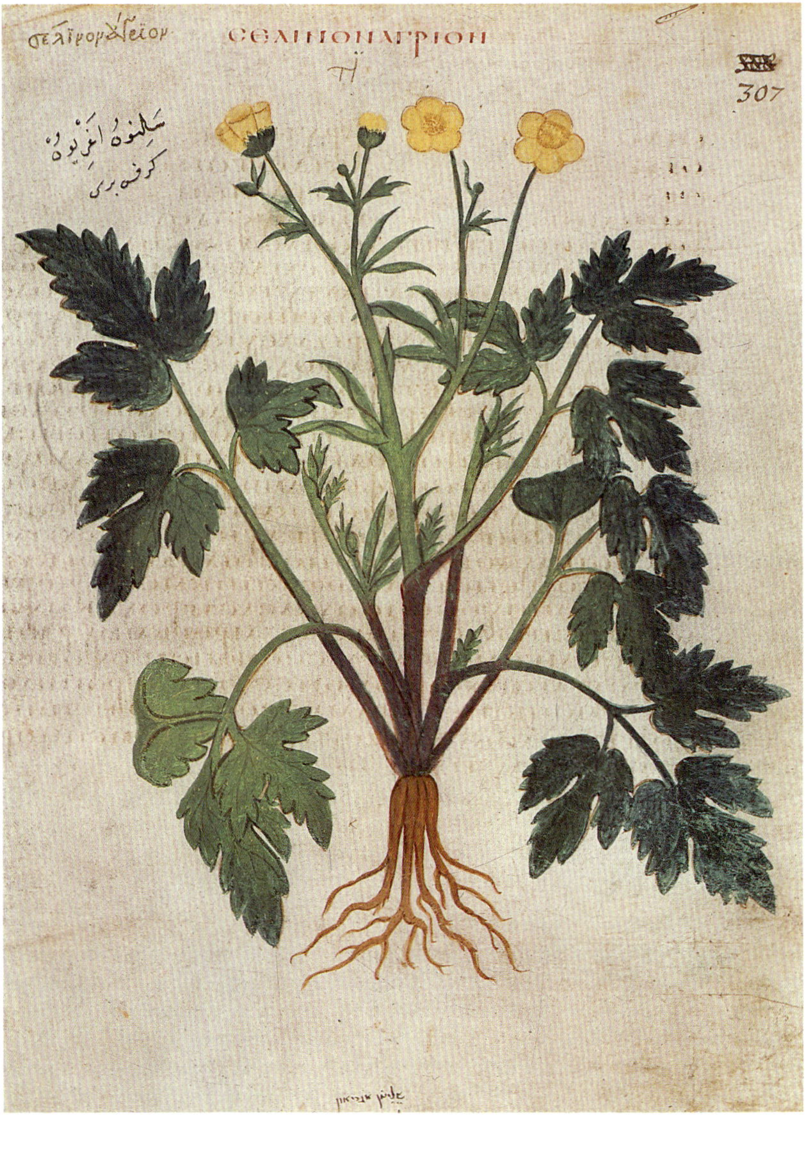
ΣΕΛΙΝΟΝ ΑΓΡΙΟΝ
307

HAHNENFUSS (Ranunculus sp.)

Die Familie der Hahnenfußgewächse umfaßt etwa 4000 Arten in verschiedenen Klimazonen. Der Name rührt von der wie eine Hahnenfußspur dreiteilig gestalteten Blattform her. Während in der Volksmedizin der neueren Zeit dem „Ranunculus“ kaum mehr Beachtung geschenkt wurde, gab es in der Antike einige Rezepte, die etwa die Blätter und weichen Stengel gegen Warzen empfahlen. Pulverisierte Hahnenfußwurzel wurde wie Schnupftabak verwendet. Als Amulett getragen, sollte sie Zahnschmerz vertreiben, zugleich aber die Zähne schädigen. Der alte Name (griech. Batrachion, lat. Ranunculus, von rana – Frosch) hängt offenbar damit zusammen, daß die Pflanze feuchte Böden an Bächen bevorzugt, wo es auch Frösche gibt.

Kräutername für das Bruchkraut, der zugleich Zauber- und Besprechungsformel war. Der schriftdeutsche Name „Bruchkraut" erinnert an den früheren Gebrauch dieses Krautes wider Brüche. Wenn das Kraut gegen Brüche angewendet werden soll, wird folgendes sympathetische Mittel empfohlen: Man gräbt drei Tage vor dem Neumond eine ganze Pflanze Bruchkraut und bindet sie drei Abende nacheinander auf den Bruchschaden, läßt sie jedesmal so lange darauf liegen, bis sie ganz erwärmt ist, verwahrt sie an einem kühlen Ort und pflanzt sie noch vor zunehmendem Mond wieder in den Boden.

BUCHSBAUM (Buxus sempervirens)
Im Altertum dem Hades und der Kybele heilig; noch heute Totenpflanze und zugleich Symbol der Unsterblichkeit, da er stets grün bleibt. Diese harte und ledrige Pflanze ist auch ein Symbol für Ausdauer und Standhaftigkeit. Aus diesem Grund wurde ihr Holz als Material für den symbolischen Hammer der Freimaurer verwendet. Buchsbaumzweige werden in Bayern als Weihwasserwedel auf den Friedhöfen und neben Totenbahren verwendet.

CHRISTOPHSKRAUT (Actaea spicata)
Die Ranunculacee ist in Schwaben als Zauberpflanze gerühmt und wird beim „Christophsgebet" zur Beschwörung geldbewachender Geister verwendet. St. Christoph vertritt hier den Thor, der als Schatzgott angerufen wurde. Den Anlaß zu diesem Aberglauben mag der Standort der Pflanze gegeben haben, da diese vornehmlich an schattigen Stellen und düsteren Schluchten, wo kaum Sonnenlicht hinkommt, gedeiht.

CHRYSANTHEME (Chrysanthemum spp.)
Im alten China und Japan Symbol für Glück und langes Leben. Wegen der strahlenförmigen Anordnung ihrer Blütenblätter auch Sonnensymbol. Emblem des japanischen Kaiserhauses.

COLANUSS – siehe unter KOLANUSS

DILL (Anethum graveolens)
Wer sich Dill und Haberstroh in die Schuhe steckt, der wird vor Gericht stets Recht bekommen und die strenge Justiz muß verstummen. „Vor Haberstroh und Dill, da schweigen die Gerichtsherrn still", lautet eine alte Redewendung. Es war auch sonst ein gutes Zauberkraut, das vor Hexerei und Verwünschungen schützte. „Verbenenkraut und Dill, hindert was die Hexe will."

DISTEL
Wie viele stachlichen Pflanzen ein Symbol für Mühsal und Schmerzen; in der christlichen Kunst für die Leiden der Märtyrer und Christi, damit zugleich auch ein Erlösungssymbol. Die abweisenden Stacheln können auch ein Symbol für Schutz sein. In China galt die Distel als Symbol eines langen Lebens, möglicherweise vielleicht deshalb, weil sie, auch wenn sie abgeschnitten und getrocknet wird, ihre ursprüngliche Form beibehält.

DONNERKRAUT (Sedum telephium, S. maximum)
Auch als Johanniskraut oder knollige Fetthenne bekannt, soll dieses Kraut, im Hause aufgehangen, den Blitz abwehren. Hängt man die Fetthenne, am Johannistage gepflückt, in die Stube und brennt jeden Stengel mit dem Namen eines Gliedes der Familie an, so zeigt das Grünbleiben dieser Stengel das Gesundbleiben des oder der Betreffenden, ihr Welkwerden aber das Erkranken desselben oder derselben im künftigen Jahr an: ein Aberglaube, der vorwiegend in westfälischen Gegenden, aber auch gelegentlich im übrigen Norddeutschland anzutreffen ist.

DONNERWURZ – siehe Hauswurz (Sempervivum tectorum)

DORANT (Antirrhinum maius, Misopates orontium) – Löwenmaul, Löwenschnäuzchen, Orant
Schon immer hat die Blumenform die Aufmerksamkeit der Menschen erregt. Theophrast, Dioskurides und Plinius erzählen, daß das Kraut den Träger schön mache und von ihm

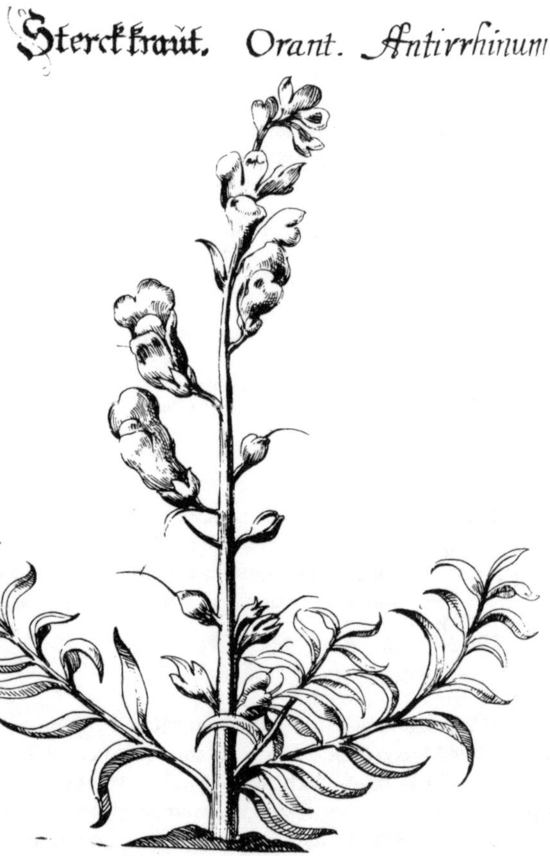

alles Böse abwende. Im Profil sieht die Blume wie ein verzerrtes Gesicht aus, daher wohl ihr Ruf als starkes Berufkraut. In Verbindung mit Dosten (Origanum vulgare) war es das wirksamste Mittel wider alle Teufelskünste. „Dorant und weiße Heid' tun dem Teufel viel Leid", lautet ein westfälischer Zauberspruch. Die Bauern nahmen früher Dorant, Gartheil, Kreuzkraut und roten Knoblauch, banden einen Strauß davon und begruben diesen unter der Schwelle, über welche das Vieh hinwegschreiten mußte; dann konnten die Hexen den Kühen die Milch nicht nehmen oder das Vieh krank machen.

DORN (allgemein)
Wie die Distel Symbol für Mühsal, Hindernisse und Leiden. Der Dorn der Agave war bei einigen Indianerstämmen ein Instrument der Selbstkasteiung: Die Priester ritzten sich damit die Haut, um das austretende Blut den Göttern zu opfern. In der christlichen bildenden Kunst ist ein um einen Totenschädel gebundener Dornenzweig Symbol ewiger Verdammnis. Die Dornenkrone ist zugleich Symbol der Schmerzen wie der Verspottung.

DORNENBUSCH – brennender.
Gott erschien Mose in einem Dornenbusch, der brannte, jedoch nicht verbrannte. Daher gilt der Dornenbusch als Symbol für die nicht zerstörende Gewalt des geistigen Feuers; in der christlichen Kunst und Literatur auch Symbol Marias, die zwar Mutter wurde, aber dennoch Jungfrau blieb.

DOST (Origanum vulgare) = der wilde Majoran, Dosten
Dieser ist ebenso wie der echte Majoran (Majorana vulgaris) ein Lippenblütler, aus dem das Origanumöl, auch spanisches Hopfenöl genannt, gewonnen wird, ein Mittel gegen Zahnschmerzen. Dieses Kraut soll im deutsch-österreichischen Haus als Geheimrezept gegen Zauberei, Hexerei, Diebstahl usw. sorgfältig verwahrt werden. Ein alter Spruch dazu heißt: Vor Dosten und Dorant fliehen Nixen und Wichtlein. Der Teufel wollte einst in deutschen Landen ein Mädchen verführen, aber die Mutter hatte ihrer Tochter heimlich Zauberkräuter in die Kleider eingenäht. Der Teufel entfloh mit dem Rufe: „Dosten und Johanniskraut, entführen mit meine junge Braut." Wenn Hexen auf der Folterbank ohnmächtig wurden, beräucherte man sie mit Dosten, um sie vom Teufel loszukriegen. Um Haus und Hof vor zauberischem Schaden zu bewahren, pflanzte man im Mittelalter in den Gärten Dost, Dill und Johanniskraut.

EBERESCHE (Sorbus aucuparia) – die Vogelbeere, Quitschbeere, Drosselbeere
Der Ebereschenbaum war mit seinen roten Früchten in der Heidenzeit dem Gewittergotte heilig. Ein Überrest davon hat sich noch in manchen Sitten erhalten, so zum Beispiel in der westfälischen, nach welcher man in der Walpurgisnacht Zweige dieses Baumes über die Haus- und Stalltüren steckt, um den fliegenden Drachen abzuhalten und den Kühen mit solchen Zweigen auf das Kreuz schlägt, um sie milchreich zu machen.

EBERRAUTE (Artemisia abrotanum) – Eberreis, zarter Beifuß
Die Eberraute ist in Österreich ein Zaubermittel für Kinder und diente, unter das Kopfkissen gelegt, wider bösen Anfechtungen, Gespenster, Zauberei und Nestelknüpfen.

Interessant ist der österreichische Volksname „Herrgottshölzl" für die vielgepriesene Pflanze, die mit Wermut, Alant, Wasserdost, Baldrian und Rainfarn zu jenen Kräutern gehörte, mit welchen in den Rauhnächten, zum Schutze gegen Druden und Hexen, die Kammern im Haus und die Ställe beräuchert wurden.

EBERWURZ (Carlina acaulis) – Silberdistel, Wetterdistel, Kalinwurzel
Die Eber suchten diese Pflanze zur Nahrung auf – so erzählt Tabernaemontanus –, wenn sie durch den Genuß von Bilsenkraut gelähmt waren und erhielten durch sie ihre Gliederstärke wieder zurück. Außerdem berichtet die Sage, daß der botanische Name „Carlina" mit dem Kaiser Karl dem Großen in Zusammenhang steht. Als in seinem Heer die Pest ausgebrochen sei, erschien ihm ein Engel im Traume, der einen Pfeil abschoß und die Pflanze durchbohrte. Die so bedeutende Heilwurzel errettete damit das Heer vor dem Untergang. Darstellungen dieser Geschichte finden sich auf sogenannten Pestblättern und in frühmittelalterlichen Handschriften. Die Pflanze trägt deshalb auch vielfach, zum Beispiel bei Paracelsus, die Bezeichnung „Carduus Angelicus". Im Volksmund heißt sie Kraftwurzel, und seltsame Dinge werden von ihr berichtet: Wer nämlich zu irgendeinem Werk eine rechte Kraft gebraucht, der steckt die Wurzel zu sich. Sie zieht den anderen Wesen auf „sympathetische Art" ihre Kraft hinweg, um sie dem glücklichen Wurzelträger zuzuführen. So erzählt Paracelsus (Chirurgische Bücher, Straßburg 1605) von einem Mann, der den „Carduus Angelicus" bei sich trug, ein 3 Zentner schweres Weinfaß auf sich gebunden hatte und den langen Weg von Rusach gegen Sultz im Elsaß zurücklegte. 12 Männer, die er mit sich nahm, sollen alle vor ihm müde und geschwächt gewesen sein, so daß sie ihm nicht mehr folgen konnten. – Die Roßknechte trieben früher mit der geheimnisvollen Wurzel ihren besonderen Zauber, der im Zauberbüchlein des Albertus Magnus nachzulesen ist: Wie man einem Pferde seine Stärke benehmen und einem Menschen einpflanzen kann . . . Es galt, die Erde zu mischen, die man sich aus einer Stuterei besorgte. In diese pflanzte man die schwarze Eberwurz und ließ sie aufwachsen. Die genannte Wurzel mußte bald nach dem Neumond eingepflanzt und zwei oder drei Tage vor dem darauffolgenden Neumond entnommen werden. Ein Mensch, der von dieser Pflanze gegessen, auch davon bei sich trägt und sich eine Zeitlang in einem Stall, wo starke Pferde sich befinden, aufhält und darin schläft, benimmt den Pferden von ihrer Kraft und eignet sie sich zu. – Nach anderen Berichten hing man auch bei Wettrennen die zauberische Wurzel den Pferden um den Hals, und auch heute noch ist unter den Pferdehändlern ein Roßpulver im Gebrauch, zu dessen Bestandteilen auch die Eberwurz gehört. An den Trog der Hausschweine genagelt, schützt sie vor Krankheit; und wer dreimal mit Brot und Eberwurz den Kühen über den Rücken streicht, behält gutes Vieh. – Die Blütenknöpfe öffnen sich nur bei gutem Wetter, bei Nässe und Kälte bleiben sie geschlossen, daher auch der Name „Wetterdistel".

EFEU (Hedera helix)
Wie die meisten immergrünen Pflanzen Sinnbild der Unsterblichkeit. Die unverändert grüne Farbe und der rankende, gleichsam sich „anschmiegende" Charakter dieser Pflanze ließen sie auch zu einem Symbol der Freundschaft und Treue werden, weshalb sie beispielsweise im antiken Griechenland Brautpaaren bei der Hochzeit überreicht wurde.

Wegen des Bedürfnisses, sich anzulehnen bzw. „anzuklammern", galt der Efeu auch als weibliches Symbol. In der Antike war die kräftig grüne Pflanze das Symbol vegetativer Kräfte und der Sinnlichkeit, weshalb sie im Dionysos- bzw. Bacchus-Kult eine bedeutende Rolle spielte; so waren zum Beispiel Mänaden bzw. Bacchanten, Satyrn und Silene mit Efeu bekränzt und die Thyrsosstäbe mit Efeu geschmückt. In Niederösterreich verwendete man den Efeu gegen Verzauberung. Die Ostpreußen aber sehen im Efeu einen Zankerreger, der Unfrieden in das häusliche Leben bringt. Griechen und Römer trugen den Efeu bei Festen um die Stirne, er sollte bei aller Heiterkeit zu ernsten Gedanken anregen.

EHRENPREIS (Veronica officinalis) = Köhlerkraut
Im Gegensatz zu anderen Pflanzen, denen eine blitzabwehrende Wirkung zugeschrieben wird, zieht der Ehrenpreis angeblich den Blitz an; deshalb vermied man es, ihn ins Haus zu bringen. Er gehört zu den Beschreikräutern und wird insbesondere gegen Anschreien oder Verhexen des Viehs in Anwendung gebracht. Veronica officinalis kuriert nach der

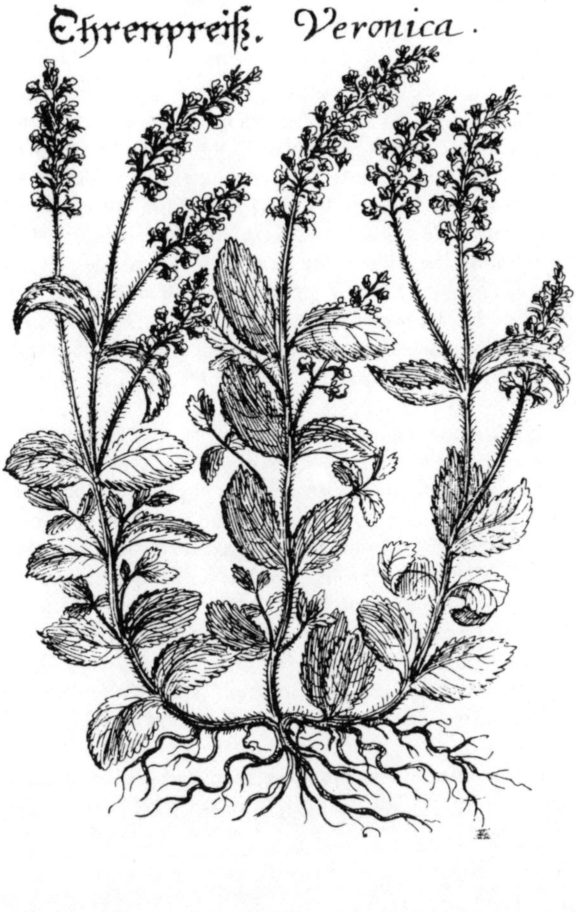

Volksmeinung 9 Krankheiten. Geht ein Schauer durch den Menschen, als Vorbote böser Krankheiten, so trinkt man einen Absud dieses Krautes.

EIBE (Taxus baccata)
Von der Giftigkeit der Eibe sprechen bereits Julius Cäsar, Plinius und andere. Ein Stückchen Holz, auf bloßem Leibe getragen, diente wider jeden Zauber. Der Eibenzweig bannte und löste den Zauber. Im Märchen von „Rolands Schildknappen" verwandelt die Alte die übermütigen Knappen mit der Hilfe der Eibe zu Stein, um sie mit derselben wieder zu entzaubern. Das Eibenholz schützt in Bosnien gegen Hexen und böse Geister. Deshalb verfertigte man gerne Löffel und Messerstiele aus Eibenholz. Kindern näht man ein Kreuzchen aus Eibenholz an ihre Kleider. Den Rindern wird es an die Hörner gebunden, Bäuerinnen tragen es in ihrem Halsschmuck, Männer im Geldbeutel.

Als immergrüner Baum und wegen der Tatsache, daß sie sehr alt wird, Unsterblichkeitssymbol. Ihre Nadeln und ihr Samen sind giftig, deshalb galt sie als todbringende und zugleich als Todes-, aber auch Auferstehungspflanze. Im Mittelalter sah man in ihr auch ein Mittel gegen Verzauberung.

EICHE (Quercus spp.)
Bei vielen indogermanischen Völkern wurde die Eiche als heiliger Baum verehrt. In Griechenland war sie dem Zeus, bei den Römern dem Jupiter und bei den Germanen dem Donar geweiht, dies vor allem wohl wegen ihrer Eigenschaft, Blitze anzuziehen. Wegen ihres harten, dauerhaften Holzes ist sie seit der Antike ein Sinnbild für Kraft, Männlichkeit und Beharrlichkeit. Da ihr Holz in der Antike und im Mittelalter als unverweslich galt, war sie auch ein Symbol der Unsterblichkeit. Im 18. Jahrhundert wurde die Eiche in Deutschland zum Symbol des Heldentums, und seit Beginn des 19. Jahrhunderts gilt das Eichenlaub als Siegeslorbeer. Kein Wunder, daß die Eiche in der sogenannten Sympathie- und Magieheilkunde eine wesentliche Rolle spielte. Die ihr innewohnende Kraft sollte dem Menschen die verlorene Gesundheit zurückbringen, aber auch sein Leben verlängern. Dazu diente vor allem der Saft dieses Baumes. In einem alten Buch ist darüber folgendes nachzulesen:

Ein Rezept, um ein hohes Alter zu erreichen: Im Herbst, und zwar zur Zeit der Tag- und Nachtgleiche, gräbt man die Erde an der Wurzel eines frischen, kräftigen Eichenbaumes auf. Sodann bohrt man an verschiedenen Stellen Löcher in das Holz. Alsdann muß man Zapfen hineinschlagen und gut verwahrte Krüge unter dieselben setzen. Dann wirft man das Loch wieder zu und läßt alles wieder ruhig liegen. Im Frühling gräbt man die Krüge wieder aus, die dann mit Eichensaft gefüllt sind. Dieser wird destilliert und alle Morgen nüchtern getrunken. Damit kann man ein hohes Alter erreichen. – Zur Übertragung von allerlei Erkrankungen und Gebrechen mußte ebenfalls die Eiche herhalten: Bei Podogra, Gicht und Geschwülsten schneide man dem Patienten die Haare und die Nägel an den Händen und Füßen ab, bohre in den Eichenstamm ein Loch (ebenfalls im Frühjahr), wenn die Bäume neuen Saft erhalten – und zwar an einem Tage vor dem Neumond, und schiebe die abgeschnittenen Haare und Nägel hinein, ohne sie mit etwas zu umhüllen. Das Loch wird hernach mit einem aus einem Ästchen desselben Baumes verfertigten Pflock genau und tief verstopft. Der hervorragende Teil des Pflockes wird hart am Baume mit einem

Beil abgehauen und mit Kuhmist gehörig verstrichen. Damit glaubte man sein Leiden auf den Eichenbaum übertragen zu haben und hoffte auf baldige Genesung. Bei Fieberanfällen mußte man abends in den Wald gehen, um eine Eiche herumlaufen und dabei sprechen: „Guten Abend, du gute Alte, ich bring dir das Warme und das Kalte." Zur Stillung des Blutes wurde geraten: Eichenholz, an einem Freitag geschnitten und in der Hand gehalten, bis es warm wird, stillt das Blut. Gegen den Buckel bei Kindern: schneide von einer kräftigen Eiche im Frühjahr, wenn das junge Laub schon ganz heraußen ist, bei zunehmendem Mond und vor Sonnenaufgang einen Ast, mit einem Schnitt von unten nach oben, und bestreiche den Rücken des Kindes mit dem Astende. Dann verwahre den Ast wohl an einem dunklen und kühlen Ort, so wird der Schaden alsbald verschwinden. In der Liebe heißt es: Eicheln, als Amulett getragen, bringen einer verlassenen Braut den Bräutigam wieder zurück.

EISENHUT (Aconitum spp.) – Sturmhut
Wie eine griechische Sage berichtet, entstand der Sturm- oder Eisenhut aus dem Speichel, der dem dreiköpfigen Cerberus aus dem Maul tropfte, als Herkules ihn aus der Unterwelt zerrte. Somit war es nicht verwunderlich, daß der Sturmhut unter den Zauberpflanzen als die gefährlichste galt. Während der Zeit der Antike und des Mittelalters waren Giftmorde an der Tagesordnung, wobei spezielle Giftkräuter wie z. B. der Eisenhut eine wichtige Rolle spielten. Theophrast, ein Schüler des berühmten Philosophen Aristoteles, berichtet, man könne Akonitin so aufbereiten, so daß der beabsichtigte Tod erst viel später eintrete, um damit über einen Giftmord hinwegzutäuschen. Der berühmteste, geheimnisumwitterte Mord in der römischen Geschichte ereignete sich im Jahre 54 nach Christus, als der Kaiser Claudius auf mysteriöse Art und Weise starb. Der erste Versuch, den Kaiser durch ein Pilzgericht aus dem Weg zu räumen, scheiterte: Daraufhin strich man Akonitin (das Gift des Eisenhutes) auf die Feder, mit der sein Schlund gekitzelt wurde; das Akonitin wirkte – der neue Kaiser hieß Nero. Papst Hadrian VI. soll angeblich auch mit dem Sturm- bzw. Eisenhut vergiftet worden sein.

EISENKRAUT (Verbena officinalis)
Das Eisenkraut, dem man heilende Kräfte zuschreibt – im Gegensatz zu der oben erwähnten Giftpflanze Eisenhut –, steht in besonderer Beziehung zu dem Planeten Venus. Dieses Kraut gibt große Liebeskraft und macht, als Amulett um den Hals getragen, den Träger bei allen Leuten beliebt. Die Kinder sollen durch den Genuß des Eisenkrautes einen „guten Verstand" und Neigung zum Lernen bekommen. Es verjagt alle Gespenster und Zaubereien. Legt man es den Wöchnerinnen ins Bett, so wird weder ihnen noch den Kindern ein Schaden geschehen. In den Acker gestellt, verschafft es reiche Ernte und bewahrt das Feld vor Unwetterschäden. Kurz, es war das Kraut aller Kräuter, denn keines konnte sich so vieler Kräfte rühmen. Nach alten Anleitungen muß beim Ausgraben dieses Krautes folgendermaßen vorgegangen werden: dieses Kraut muß mit einem goldenen oder silbernen Werkzeug aus der Erde gehoben werden, dann muß es liegen bleiben, bis der Morgentau darauf fällt, während welcher Zeit man es nicht verlassen darf. In einigen Quellen wird zum Ausgraben der Maria-Himmelfahrtstag (15. August) genannt, andere sprechen vom St. Johannistag (24. Juni) als dem günstigsten Zeitpunkt, dieses Vorhaben

auszuführen. Ein aus lateinischer Schrift entnommener Vers gibt sogar den Karfreitag an: „Karfreitags gegraben / hilfft dir sehr / daß dir Frauen werden hold / doch brauch kein Eisen / grab's mit Gold.“ Nach Sebastian Frank: Am St.-Johannis-Tag machen sie ein Simet-Feuer, und wer dabei Eisenkraut in das Feuer wirft und dabei spricht: „Es geh hinweg und verbrenn' all mein Unglück“, dem sei geholfen. Auch heißt es: Wer Eisenkraut bei sich trägt, der wird auf dem Weg niemals müde und niemals irre; es schützt vor Unglück und allem Zauber; doch muß man es am Morgen vor Sonnenaufgang mit Gold graben. Das Eisenkraut hatte zwar alle erdenklich guten Eigenschaften; die Tatsache aber, daß es den Hexen als Zusatz zur Zubereitung ihrer Zauber- und Flugsalben diente, warf einen dunklen Schatten auf das sonst so angesehene Kraut.

ENGELSÜSS (Polypodium vulgare) = Tüpfelfarn, Süßwurzel
In einem Zauberbüchlein steht über diese Wurzel geschrieben: „Die Wurzel Engelsüß macht die Bräute sanft und lieblich, daß sie nicht streiten.“

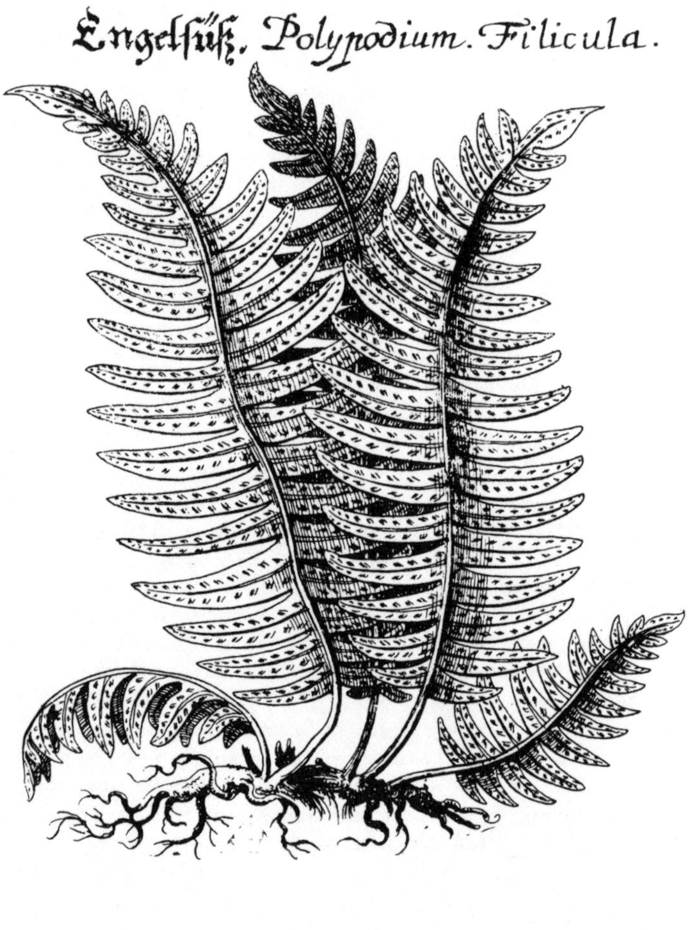

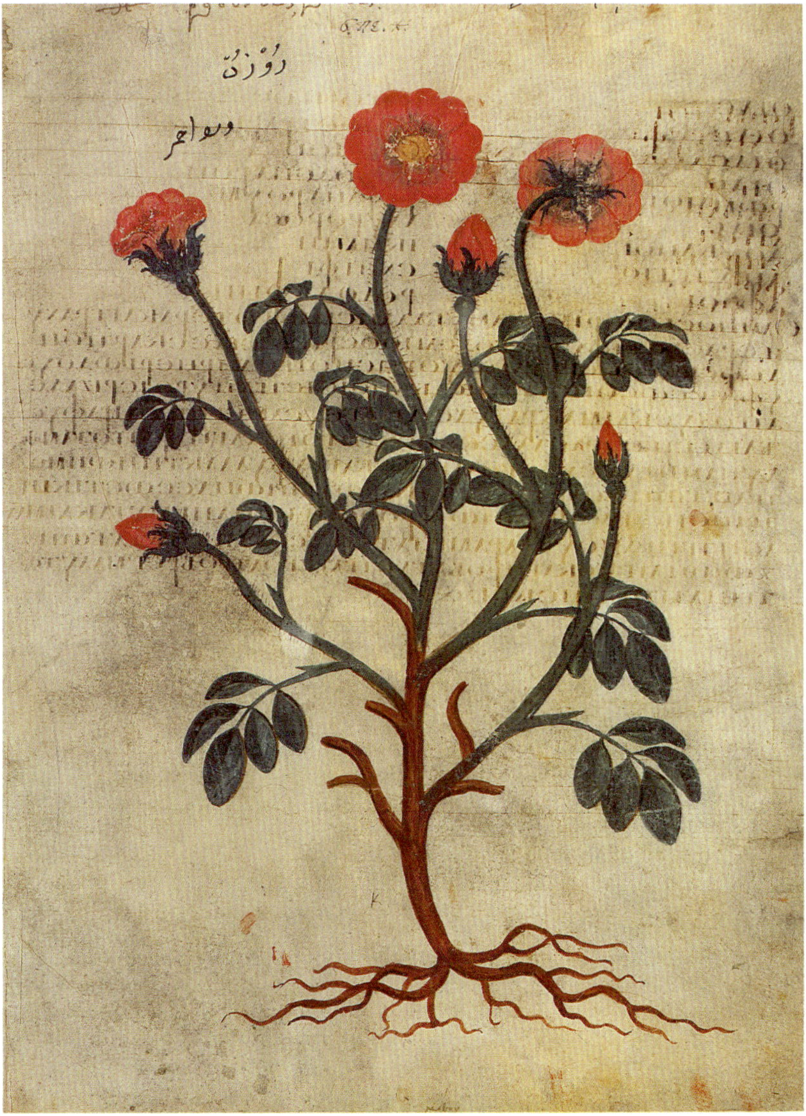

HECKENROSE (Rosa sp.)

Die Rose, „Königin der Blumen“, war im alten Griechenland der Liebesgöttin Aphrodite geweiht, spielte aber auch im Kult des Dionsyos, des Gottes der rauschhaften Ekstase, eine Rolle. Die Schönheit und der Duft der Blüte trugen dazu bei, daß die Rose seit Jahrtausenden vom Menschen hochgeschätzt wurde, wobei ihre Vergänglichkeit sie auch als Symbol des vergänglichen Menschenlebens als geeignet für den Totenkult erscheinen ließ. Heute kennt man etwa 150 Rosenarten und zahlreiche Kulturrassen. Als Stammform unserer Gartenrose wird die Essigrose (Rosa gallica) angesehen. Dioskurides empfahl u. a. einen Absud getrockneter Rosenblätter gegen Kopfschmerzen, Augen- und Ohrenbeschwerden und zerstoßene frische Rosenblätter als Umschlag gegen Entzündungen.

ENGELWURZ (Angelica archangelica)

Eine der ältesten Symbolpflanzen innerhalb des Christentums. In der Kunst Symbol der Dreifaltigkeit und des Hl. Geistes, weil der Stengel zwischen zwei sich gegenseitig umschließenden Häuten hervorwächst. Sie galt früher als Haupttheilmittel gegen die Pest. Der Legende nach brachte ein Engel einem Mönch die Heilpflanze.

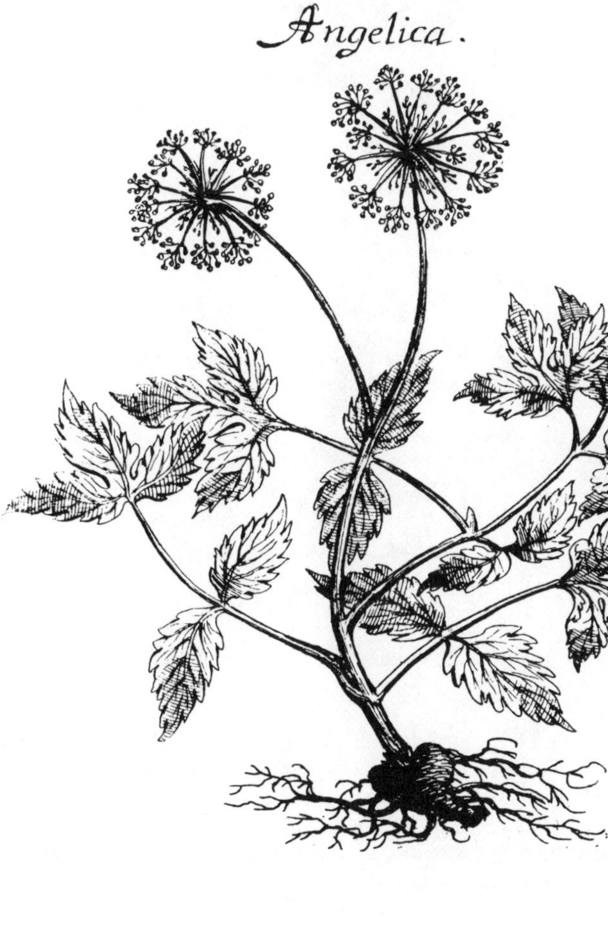

ENZIAN (Gentiana lutea, G. cruciata)

Der Kreuz-Enzian (Gentiana cruciata) ist wieder einer der vielen Signaturpflanzen, welche durch die sonderbare und auffällige Gestalt der Wurzel mächtig auf die Einbildung des Mittelalters einwirken. Dies bezeugen auch die vielen deutschen Namen: Madelgeer,

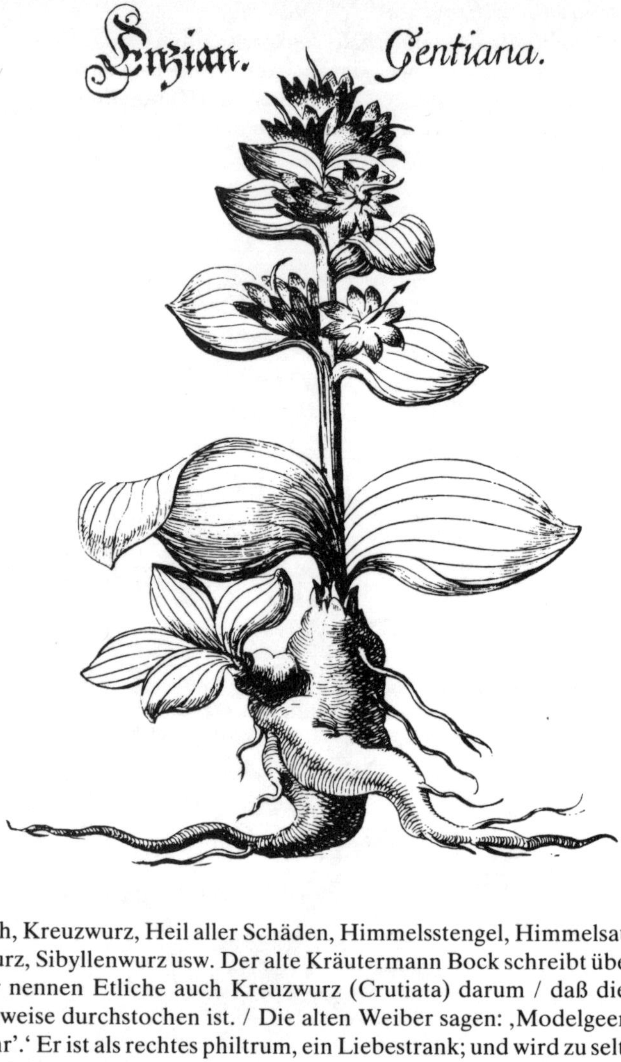

Speerenstich, Kreuzwurz, Heil aller Schäden, Himmelsstengel, Himmelsauge, Engelwurz, St. Peterswurz, Sibyllenwurz usw. Der alte Kräutermann Bock schreibt über diese Pflanze: „Modelgeer nennen Etliche auch Kreuzwurz (Crutiata) darum / daß die Wurzel in der Mitte kreuzweise durchstochen ist. / Die alten Weiber sagen: ‚Modelgeer sey allen Wurzeln eine Ehr'.' Er ist als rechtes philtrum, ein Liebestrank; und wird zu seltsamen Künsten gebraucht – in fascionationibus amorum (Liebeszauber)."

ERDBEERE (Fragaria spp.)

Wegen ihrer dreiteiligen Blätter Symbol der Dreieinigkeit, und wegen ihres, bei allen Vorzügen, niederen Wuchses Sinnbild edler Demut und Bescheidenheit. Die blutrote, nach unten geneigte Frucht wurde gelegentlich auch als Symbol für das vergossene Blut

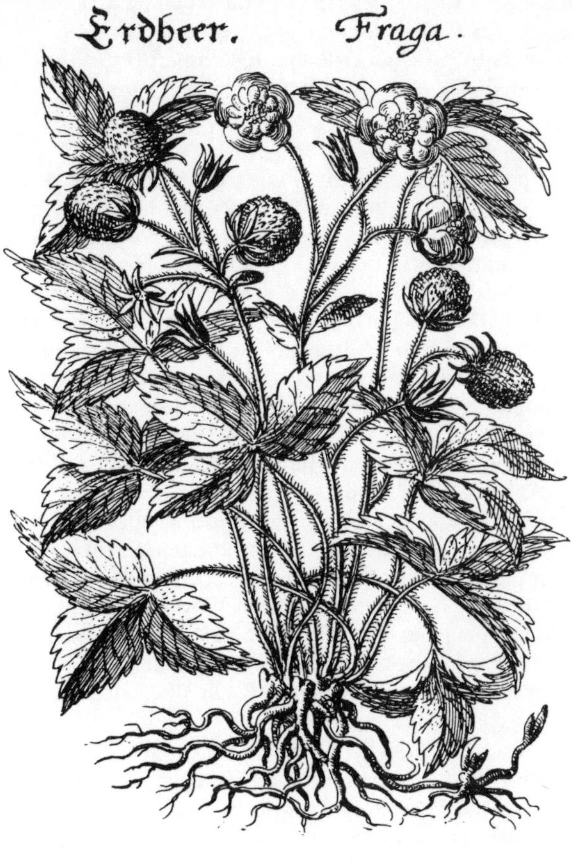

Christi oder der Märtyrer gedeutet; die fünfblättrige Blüte als Sinnbild der fünf Wunden Christi.

ERLE (Alnus spp.)
In althochdeutschen Zeiten geschah die gänzliche Entsagung von der Verwandtschaft dadurch, daß einige Stücke Erlenholz vor Gericht oder auf dem Kopf zerbrochen wurden. Ein Kreuz aus Erlenholz, welches das Wasser anziehen soll, wurde im Mittelalter von den Quellensuchern benutzt. / Die Innenrinde, in Wein gekocht, ist in Niederösterreich ein Heilmittel gegen Zaubertränke. Nach altgermanischem Mythos ist die Erle jener Baum, aus dem das Weib erschaffen wurde. Nach Johann Wolfgang von Goethe wohnt in den Erlenzweigen der gespensterhafte Erlkönig. Die Legende erzählt, daß in Niederbayern

bei Niederaltaich einst ein Bildnis des Hl. Hirmon auf einem Erlenstumpf gestanden sei, und als man versuchte, das Bild in einer nahegelegenen Kirche unterzubringen, sei dieses wiederholt an seinen ursprünglichen Ort (zum Erlenstumpf) zurückgekehrt; worauf man dann im Jahre 1340 an dieser Stelle eine Wallfahrtskirche errichtete.

ESCHE (Fraxinus spp.) – Asch, Eschling

Dieser Baum spielte in der nordischen Mythologie eine bedeutende Rolle. Den Griechen galt die Esche, vor allem ihr Holz, als Symbol kraftvoller Festigkeit; gelegentlich schrieb man ihr auch die Fähigkeit zu, Schlangen in die Flucht zu schlagen. Die Druiden sollen die Bergesche sehr verehrt haben, denn sie wird oft in der Nähe der Altäre und Denkmäler, die sie bauten, gefunden. Sie wurde aber auch in der Nähe der Häuser gepflanzt, um diese vor bösen Geistern zu schützen, während ein in der Hand getragener Zweig den Träger vor Zauberern und Hexen schützen sollte. In Tirol soll man an einem Karfreitag Äste von der Esche schneiden, die nicht von der Morgensonne beschienen werden. Das auf diese Weise gewonnene Holz ist unverweslich, und wenn sich jemand mit einer Waffe verwundet hat, so braucht er nur die Waffe in solches Holz hineinzuschlagen. – Die Hexen oder Druden verursachen nicht bloß den Menschen Alpdrücken, sondern quälen auch die Eschen. Daher sollen auch Verkrüppelungen an diesen Bäumen stammen. Auch die knolligen Auswüchse an Fichten und Lärchen rühren angeblich von Hexen her. – Bei den Niederdeutschen wird ein Bruchkranker in der Johannisnacht durch eine gespaltene Esche gezogen; dabei müssen drei Leute, die den Vornamen Johann tragen, tätig sein. Ähnlich wie bei Schatzgräbereien darf dabei kein Wort gesprochen werden. Um Krebsschäden zu heilen, schnitt man im Frühjahr von einer kräftigen Esche bei zunehmendem Monde vor Sonnenaufgang einen Ast mit einem einzigen Schnitt von unten nach oben ab, brachte dann das Krebsgeschwür an die Schnittfläche des Astes und verwahrte letzteren an einem dunklen kühlen Orte.

FARNE (Filices); Wurmfarn (Aspidium filix-mas) u. a.

Diese Pflanzen wachsen am liebsten in schattigen, eher dunklen und feuchten Waldgegenden. Vielleicht ist dies der Grund für ihre magische Ausstrahlung, aber auch dafür, daß man sich seit altersher geheimnisvolle Geschichten über dieses Kraut erzählt. So wird zum Beispiel berichtet, daß die Farne nur um Mitternacht blühen; kommt man hinzu, so verschwinde die Blüte. In anderen Erzählungen heißt es, das Farnkraut blühe nur in der Johannisnacht und werfe in dieser Nacht den so begehrten und seltenen Samen ab. Wer diesen Samen besitze, habe Glück in allen Unternehmungen und könne sich damit sogar unsichtbar machen. Um diesen Samen zu bekommen, wird angeführt, müsse man auf einem Kreuzweg zuerst die Mitternacht erwarten, dürfe sich dabei aber nicht rühren, sonst werde man vom „Leibhaftigen“ in Stücke zerrissen. Sodann stecke man sieben Kreuze von grünen Holunderreisern im Kreise rund um die Pflanze in die Erde. Dann entkleide man sich, breite seine Kleider unter den Farnblättern aus und erwarte wachend die mitternächtliche Stunde. Um Mitternacht läßt dann das Farnkraut seinen Samen, den es an der Blattunterseite verborgen hält, auf die bereitgelegten Kleider fallen. Nun braucht der Besitzer weder Tod noch Teufel zu fürchten, er ist hieb und stichfest und alle verborgenen Schätze zeigen sich ihm an. Im Thüringer Wald war das Farnkraut auch eine Irrwurz:

Wehe dem, der zu nächtlicher Stunde darüber schritt; unversehens verlor er Weg und Steg, und der Teufel trieb mit ihm gar allzugern sein Spiel.

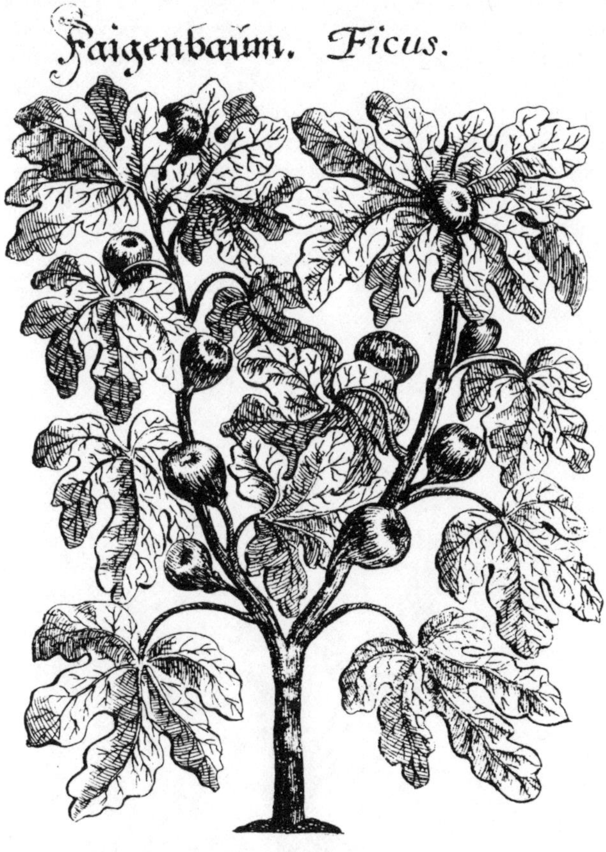

FEIGENBAUM (Ficus carica)
Bei vielen Völkern als heiliger Baum verehrt; neben dem Olivenbaum und dem Weinstock häufig Symbol für Fruchtbarkeit und Überfluß. In der Antike hatte er erotische Symbolbedeutung und war dem Dionysos heilig. In Indien wird er häufig als „ein vom Himmel herabwachsender Feigenbaum" als Sinnbild der Welt verstanden. Der Bodhibaum ist der Feigenbaum, unter dem Buddha die Erleuchtung (= bodhi) empfing; deshalb gilt er als Symbol der Erkenntnis. Im Neuen Testament wurde durch Jesus ein unfruchtbarer Feigenbaum verflucht, was die Verurteilung des jüdischen Volkes bedeutet.

FELDTHYMIAN (Thymus spp.) – siehe unter QUENDEL

FENCHEL (Foeniculum vulgare)

Durch seine angeblich augenstärkende Kraft wird der Fenchel als Symbol für geistige Klarsicht verstanden. Angeblich soll er bei Schlangen, die ihn fressen, die Häutung hervorrufen. Deswegen galt er auch als Sinnbild periodischer Erneuerung und Verjüngung. Das Mittelalter sah im Fenchel eine „abwehrende“ (zauberabwehrende) Pflanze. Wegen seines Duftes und kostbaren Öles wird er manchmal auch als Marienpflanze erwähnt.

FICHTE (Picea abies) – Rottanne

Fichtenharze geben den „gemeinen Weihrauch“ und werden zu Pflastern und Salben benutzt. Die Fichte war der heilige Baum der Griechen. Gezierte Fichtenkoppen werden auf dem First des neugebauten Hauses gesetzt („Maien aufstecken“ – mit obligatem Festtrunk). Heute steht die Fichte am Weihnachtsabend als „leuchtender Tannenbaum“ in der Stube. Das Hereinholen einer Fichte bedeutete ursprünglich das Hereinholen und Verehren des Waldschutzdämons.

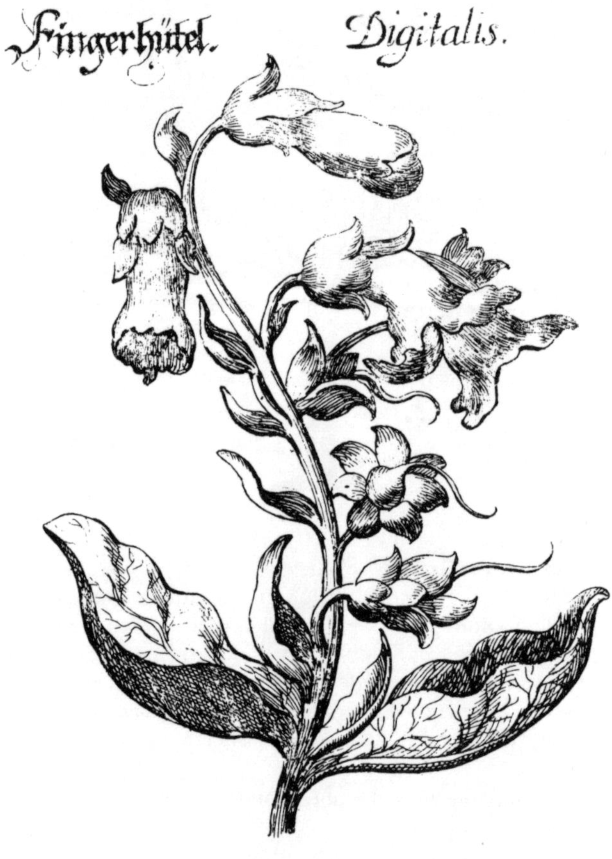

FINGERHUT (Digitalis purpurea)

Die stolze Pflanze, die in den Mittelgebirgen mit ihren Blüten ganze Berghänge in einen rotleuchtenden Schein taucht, trägt in Wales den Namen „Mengyg-Ellyllon", das ist Elfenhandschuh; denn mit der Geisterwelt steht sie in enger Beziehung. Nach den historischen Aufzeichnungen des Blumen-Gärtners Louis Liger aus dem Jahre 1716 soll Juno eines Tages nicht gewußt haben, womit sie sich die Zeit verkürzen könnte; sie nahm Nähnadel, Faden und einen Fingerhut und fing zu nähen an. Durch ein Ungeschick oder eine Unachtsamkeit fiel ihr der Fingerhut auf die Erde; Jupiter versprach ihr, damit sie ihren Verdruß vergessen sollte, den auf der Erde liegenden Fingerhut in eine Blume zu verwandeln. So erzählt die Sage von der Entstehung dieser Blume. In Irland soll die Digitalis unter dem Namen „Fairie's herb" den „verhexten" Kindern und als Mittel gegen den bösen Blick gegeben werden; oft leider mit tödlichem Erfolg. In der Literatur über das Hexenwesen scheint der Fingerhut als eine jener Substanzen auf, die als Zusatz für die Zubereitung von Gifttränken und Flugsalben verwendet wurden.

FLIEDER (Syringa vulgaris) = türkischer Holunder

Der Flieder hat ähnlich wie der Holunderstrauch eine sympathetisch-magnetische Wirkung. Gegen Gicht und Rheumatismus wird empfohlen: Man gehe 3 Tage hintereinander des Morgens vor Sonnenaufgang zu einem Fliederstrauch, umfasse ihn und spreche: „Flieder, ich hab die Gicht und und du hast sie nicht. Nimm sie mir ab, so daß ich sie auch nicht hab'." (Im Namen Gottes des Vaters, des Sohnes und des Heiligen Geistes.) Bei Appetitlosigkeit lautet ein Sympathierezept: Leg' in den Schuh einen frischen Flieder – und der verlor'ne Appetit kommt wieder.

FLOHKRAUT (Plantago psyllium) – Flohsamenwegerich

Paracelsus rühmt es als eines der wichtigsten magnetischen Heilmittel. Er nennt die Pflanze den „irdischen Merkur" und sagt, in ihm sei der fleischliche Einfluß ebenso enthalten wie die Sonne und alle Gestirne Irdisches anziehen und wie zugleich das Untere das Obere anziehe. Gegen alte Geschwüre wird „Flöhkraut" bei abnehmendem Monde gesammelt und auf die leidenden Stellen gelegt. Das weggenommene Kraut wird jedesmal im Mist vergraben, nachdem es 24 Stunden aufgelegt wurde, und wenn es fault, so heilt das Geschwür.

FRAUENHAAR (Adiantum capillus veneris) = Widerton (?)

Slowakische Mädchen legen Frauenhaar unter das Kopfkissen, um von ihrem zukünftigen Bräutigam zu träumen. Um aber ganz sicher zu sein, daß sie auch wirklich von dem Manne träumen, den ihnen das Schicksal bestimmt, legen sie noch ein Stückchen vom Erdrauch (Fumaria officinalis) dazu. Einige Wedel dieses Farns tragen die Mädchen unter den nackten Füßen im Stiefel, kochen diesen dann aus und waschen sich mit dem Absud, damit sie beim Tanze nicht sitzen bleiben. Damit sich auf jeden Fall ein Freier meldet, wird der Farn entweder in die Zöpfe eingeflochten oder im Kleid eingenäht. – Widerton („wider das Antun" = Anhexen) heißen auch kleine Farne (*Asplenium trichomanes*) und die Mauer-Raute.

FRAUENMANTEL (Alchemilla spp.) = Marienmantel, Sinau, „Sonnentau"
Als das Kraut der Frauen war es bei den Germanen der Frigga heilig. Später übertrug sich das in christlicher Zeit auf die Jungfrau Maria. Die reichgefalteten Blättchen erschienen als ein Abbild des heiligen Marienmantels „unserer lieben Frawen". Ein altes Kräutergebet, das die Heilwirkung dieser Pflanze anspricht, lautet: „Die Wurzel und Kräuter bete ich mit meinem kostbaren Gebet an, die da auf diesem Orte beschaffen sind, zu doktoren und zu heilen. Sinnau, Sinnau, du heiliger Sinnau, das sind die Sinnauwurzeln, unserer lieben Frau ihr Mantelkraut, die Wurzel ist die Wurzel über alle Kräuterwurzeln . . . ein Kräutlein über alle Kräutlein" . . . und schließlich: „Zieht's ab, heilt's ab, zieht's aus, heilt's aus!" (Fossel, Volksmedizin aus der Steiermark). Den in den frauenmantelartig gefalteten Blättern befindlichen Tau sammelten bereits die Alchemisten, um ihn für ihre Arbeiten zu verwenden.

FRAUENSCHUH (Cypripedium alceolus)
Eine wegen ihrer Blütenform so genannte Orchideengattung, die gelegentlich als „Kriemhilds Helm" bezeichnet wird, steht nach vielen alten Legenden auch in Zusammenhang mit der Jungfrau Maria.

FÜNFFINGERKRAUT (Potentilla reptans) = Kriechendes Fingerkraut
Das Fünffingerkraut, besser bekannt unter dem Namen Gänsefuß, fand im Mittelalter wider Verhexung des Viehes häufig Verwendung. Dieser Glaube reichte weit in das 19. Jahrhundert. In dem begehrten, aber auch gefürchteten Zauberbuch „Sechstes und siebentes Buch Moses" ist folgendes Rezept enthalten: „Wenn ein Stück Vieh verhext ist, so brenne man Fünffingerkraut, schwarzen Kümmel, Totenbein und Holz, das vom fließenden Wasser ausgeworfen ist, zu Pulver, und gibt davon einem Pferde in Essig zwei Lot, einem Rind ein Lot." In einer anderen Schrift wird das Fünffingerkraut als wirksames Liebesamulett gepriesen.

GALGANT (Alpina officinarum) = Fieberwurzel
Eine Galgant-Wurzel, im Hosensack getragen und bei Gefahr in die linke Hand genommen, hilft Zigeunern und Dieben, daß sie nicht erwischt und gefangen werden. Doch verliert die Galgant-Wurzel ihre Wirksamkeit beim Todes ihres Besitzers, so er sie nicht zuvor verschenkt.

GALGENMÄNNLEIN – siehe unter Alraune

GÄNSEBLÜMCHEN (Bellis perennis) – Maßliebchen, Marienblümchen, Tausendschön. Dieses Kraut soll dem, der die Wurzel der Pflanze bei sich trägt, Zuneigung, Klugheit und Verstand verleihen. Das zierliche, kleine Blümchen galt auch als Symbol der Mutterliebe und damit Marias, weil die Blätter sich bei Regen so über die Blüte zusammenlegen, daß sie ein schützendes Dach bilden. Es symbolisiert das ewige Leben und Erlösung, aber auch, wie die Margarite, Tränen und Blutstropfen. In der nordischen Mythologie war es

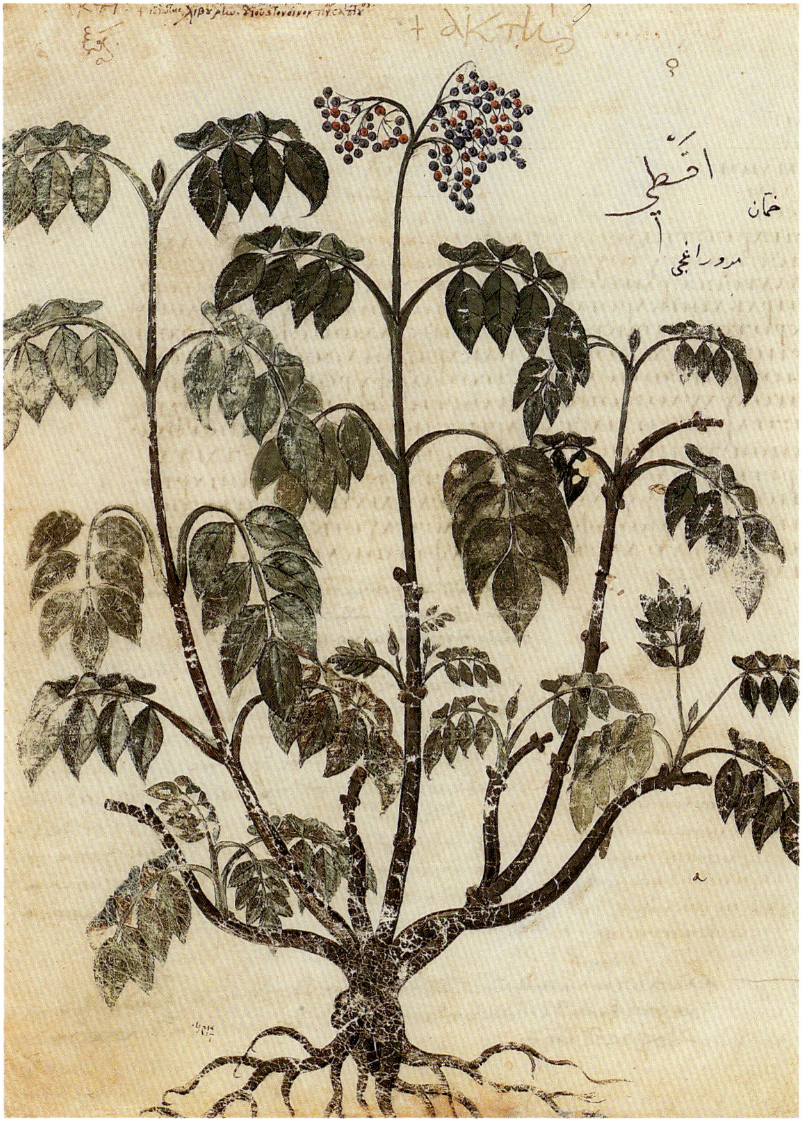

HOLUNDER (Sambucus nigra)
Der berühmte holländische Arzt Boerhaave (1668–1738) schätzte den Holunder so hoch, daß er vor jedem „Fliederbusch“ respektvoll den Hut abnahm. Als Volksheilmittel sind die Holunderblüten seit Menschengedenken hochgeschätzt – als „Thee, warm getrunken, ein herrliches, allgemein beliebtes Heilmittel, um nach Erkältung in Schweiß zu gelangen“, wie ein altes medizinisches Hausbuch lehrt. Holunder fehlte nie am Zaun der Bauerngärten. Auch die vitaminreichen Früchte wurden in Form von Sirup, honigartigen Latwergen und Wein verabreicht. Holunderblüten, in Pfannkuchenteig gebacken, sollten vor Zahnschmerzen schützen; doch hieß es auch: Wer Holunderholz verbrennt, bekommt Zahnweh. Vielfach dachte man sich die Holundersträucher von geheimnisvollen Wesen bewohnt. In der Blumensprache bedeutete die Holunderblüte: „Lass' nie Leidenschaft wuchern, wo Freundschaft herrschen soll!“

der Göttin und des Frühlings und der Auferstehung, der Ostara, geweiht. Ludwig IX. nahm sie mit den Lilien in sein Wappen auf.

GAUCHHEIL (Anagallis arvensis)
Dieses Kräutlein heilt den Gauch (mittelhochdeutsch = gouch), den einfältigen, törichten Narren und Dummkopf, und macht den Verstand hell und klar. Dunklen Mächten verwehrt es den Eingang; und doch sagt der berühmte Kräuterbuchverfasser Fuchs in seinem Buch: „Dieses Kraut haben die alten / abergläubischen Teutschen / Gauchheil darum geheißen / daß sie geglaubet / wo mans am Eingang des Vorhofs aufhänge / daß es allerlei Gauch und Gespenst vertreibe." Außerdem stillte es das Blut auf das Wunderbarste, ja dem armen Kranken, den man zur Ader ließ, brauchte man das Kräutlein nur in die Hand zu geben, und es dämmte sogleich den zu heftig fließenden Blutstrom.

GINSENG (Panax Ginseng)
Galt in China, wie die Alraune, unter anderem wegen der menschenähnlichen Gestalt ihrer Wurzel, als mit besonderen, vor allem lebensverlängernden Kräften begabt. Da man ihr auch eine Stärkung der Manneskraft zuschrieb, brachte man sie mit dem Prinzip Yang in Verbindung. Von den chinesischen Ärzten wird sie fast jedem Kranken, der dem Tode nahe ist, als letzte wunderwirkende Arznei gereicht. Man behauptete sogar, daß sie die Kraft habe, das Leben eines Sterbenden für einige Tage zu verlängern. Die Chinesen nennen sie deshalb „Pflanze des ewigen Lebens" oder „der lebende Mensch". Entdeckt wurde die Ginsengwurzel nach geschichtlicher Überlieferung von dem chinesischen Kaiser und Arzt Shen Nong (1738 bis 1698 v. Chr.), der sie als lebensverlängerndes und Liebe erzeugendes Mittel bezeichnete.

GINSTER (Genista spp.)
Ein strauchartiger Schmetterlingsblütler mit meist gelben Blüten. Der stacheltragende Ginster ist ein Sinnbild für die Sünde des Menschen, deretwegen dieser seinen Acker voller Dornen und Disteln bestellen muß. Außerdem ist er ein Symbol für das stellvertretende Leiden Christi (verschiedentlich unter Marterwerkzeugen dargestellt), damit zugleich aber auch ein Erlösungs-Symbol (wie die Distel).

GUNDELREBE (Glechoma hederacea) – Gundermann
Eine heilkräftige und zauberwidrige Pflanze des Volksglaubens. Wer in der Walpurgisnacht einen Gundelrebenkranz trägt, erkennt alle Hexen. Um die Milch zu vermehren und die Tiere vor jederlei zauberischem Schaden zu schützen, wurden diese, wenn sie im Frühjahr zum erstenmal ausgetrieben wurden, durch einen Gundelrebenkranz gemolken. Dies sagt schon Albert Magnus in seinem Zauberbüchlein: Wenn einer Kuh das Euter behext ist, so solle man drei Kränzlein von einer Gundelrebe winden und einen Strich dreimal hinten durch die Füße melken, danach der Kuh die drei Kränzlein zu essen geben und dazu die Worte sprechen: „Kuh, da geb' ich dir die Gundelreben, daß du mir die Milch wollest wiedergeben!"

GURKENKRAUT – siehe unter Borretsch

HAGEDORN (Crataegus spp.) – Weißdorn, Mehldorn
Der berühmte Weißdorn von Glastonbury stand beim Volk im Ruf, in der Christnacht auszuschlagen und am Christtag über und über zu blühen. Dieser Weißdorn war nach der Tradition ein Sprößling des Stabes, den Josef von Arimathäa am Christabend selbst in die Erde steckte und der sofort Wurzeln und Blätter trieb, um am nächsten Tage mit hellweißer Blüte bedeckt zu sein. Eine lange Reihe von Jahren blühte der Weißdorn im Kirchhof der Abtei von Glastonbury in der Christnacht und zahlreiche Menschen strömten herbei, das Wunder zu schauen (Hagedorn heißt auch die Hundsrose). Das Holz wird bei Zaubereien gebraucht; besprochenes Wasser wird mit einem Stöpsel aus diesem Holz in der Flasche verstopft. Um größere Warzen zu entfernen, steckt man einen Dorn dieses Strauches möglichst tief hinein und läßt die Warze auseitern, worauf die Wunde vernarbt. Weißdorn soll auch gegen Vampire und sonstige Gespenster ein Schutz sein.

HAFER (Avena sativa)
Ein Sympathiemittel, wie mit dem Hafer das Fieber vertrieben wird, lautet: Wie durch Roggenkorn, so läßt sich das Fieber auch durch Hafer verpflanzen. Hiezu ist es nötig, daß der Patient während des Fieberanfalles Hafer unter die Achselgrube gebunden hat, der alsdann gesät wird.

HAHNENFUSS Ranunculus spp.) – Scharbockskraut, Feigwurz, Himmelsgerste
Weitverbreitete artenreiche Gattung; einige für heilkräftig gehaltene Arten begegnen auf mittelalterlichen Abbildungen als Marienattribute.

HARTRIEGEL (Cornus sanguinea)
Nach alten Überlieferungen heißt es: „Wer einen Stock vom Hartriegelstrauche mit auf Reisen nimmt, den werden ständig böse Geister verfolgen."

HASELNUSS (Corylus avellana)
Schon in der vorchristlichen Zeit stand die Haselnuß in Beziehung zum Totenkultus. In germanischen, vor allem auch alemannischen Gräbern fand man Haselnüsse und Haselstöcke, und zwar von den letzteren je einen Stab unter der Leiche und je zwei Stäbe unter dem ausgehöhlten Totenbaum, der als Sarg diente. Weil sie den Keim des Lebens einer neuen Pflanze und somit die Verjüngung verkörperte, galt der Haselnußstrauch als Bild des Frühlings und der Unsterblichkeit. In Rom zum Beispiel gab man, als Symbol der Fruchtbarkeit, den Neuvermählten Haselnüsse. Wenn man mit einer Haselnußgerte um eine Schlange einen Kreis zieht, so kann sie aus demselben nicht heraus. *Oder:* Wenn man am Tage von Mariä Heimsuchung einen Haselzweig abschneidet, diesen ans Fenster steckt oder zu sich ins Bett nimmt, ist man vor Blitz und Unwetter sicher. Macht man aus einer Haselrute oder einem Holunderzweig ein Kreuz, so kann man die „wilde Jagd" von sich fernhalten. Wer aber in der Walpurgisnacht ein Stück Haselgerte abschneidet und bei sich trägt, zieht sich weder Dorn noch Splitter ein. Legt man einige Haselstäbe kreuzweise auf den Boden der Scheune und dann erst das Getreide oder Viehfutter darauf, so bleibt man

vor Schaden in Scheune und Stall bewahrt. Im Stalle bringen Haselstäbe dem Vieh Glück, und die Pferde kann man vor Verhexung sichern, wenn man den Hafer vor dem Füttern mit einem Haselstab umrührt. Nach altem Volksglauben können die Hexen auf eine weite Distanz fremde Kühe melken; dieser Kunst begegnet man dadurch, daß man ihnen mit Haselzweigen oder Haselstöcken das Handwerk legte. Ein aus Haselzweigen angefertigter Besen, mit dem man alle Winkel im Hause säuberte, war die erste Bedingung; danach füllte man den gesamten Kehrricht in einen Sack, der mit einer Haselgerte tüchtig geschlagen wurde; dabei fühlte die betreffende Hexe angeblich jeden Rutenstreich. Auch an anderen unbeliebten Personen könne man diese Tortur anwenden, wenn man mittels eines unter bestimmten Zeremonien abgeschnittenen Haselstockes irgendein Kleidungsstück bei lauter Nennung des Namens der betreffenden Person tüchtig „verhaue". Diese Handlungsweise sollte aber schon zu den schwarzmagischen Praktiken zählen (Schadenszauber). Wer morgens nüchtern eine Haselnuß mit einigen Rautenblättern ißt, bleibt den ganzen Tag hindurch vor jeder Vergiftung sicher. Alten Überlieferungen zufolge soll ein Haselnußstrauch, der eine Mistel trägt und schon älter als 35 Jahre ist, unter seiner Wurzel eine weiße Schlange bergen: den sogenannten goldbekrönten Haselwurm (Schlangenkönig). Wem es gelingt, durch vorsichtiges Ausgraben diesen Haselwurm zu finden, derjenige – so heißt es – wird sein Leben lang vor allen bösen Geistern verschont bleiben und kennt alle Geheimnisse der Pflanzen und Kräuter.
Er kann sich unsichtbar machen, und es gibt für ihn auch keine verschlossenen Türen. Wer unter einer Haselstaude schläft, hat prophetische Träume. Die vorzüglichste Eigenschaft der Hasel ist ihre Beziehung zu Edelmetallen und verborgenen Quellen. Als Wünschelrute zeigt sie verborgene Schätze an, die tief im Erdreich vergraben sind. Ebenso können mit Hilfe dieser Rute versunkene Marksteine, Erz- oder Goldadern, wie auch verlorene Wege oder entwichene Diebe aufgefunden werden. Eine derartige Wünschelrute einem Haselnußstrauch abzugewinnen, war aber keine einfache Sache und ein großes Geheimnis; denn gutwillig gab der Haselstamm seine wirksamen Gerten nicht ab. Im Moment des Abschneidens konnte er, wenn er nicht richtig angesprochen wurde, seine geheimnisvollen Kräfte zurückziehen, und die abgeschnittene Rute hatte keinerlei Wirkung. In der Volksmedizin, bei den sogenannten Sympathiekuren, findet die Haselstaude öfters Verwendung; das Haselstaudenmoos gehörte zu den Zauberrequisiten des Mittelalters. Nach polnischem Glauben blüht mit dem Zwölfuhrschlag der heiligen Nacht der Haselstrauch, und seine Blüte verschwindet wieder augenblicklich. Wenn ein Mädchen diese Blüte erlangen kann, so werden alle Burschen in Liebe zu ihr „vergehen" und sie wird zum Manne bekommen, wen auch immer sie will. Auch ein Bursche kann auf diese Art seine Braut gewinnen.

HAUHECHEL (Ononis spinosa) – Weiberkrieg, Harnkraut, Ochsenbrech
Die Wurzel des Hauhechel als Amulett um den Hals getragen, schützt gegen Hiebe und Stiche sowie gegen Räuber und Diebe. Wegen seiner Dornen hemmt diese Pflanze die Schnitter bei der Arbeit; daher Symbol der Hindernisse. Fuchs schreibt in seinem Kräuterbuch „daß es so tieff einwurzelt / das mans mit Hawen muß ausreutten" / –also von „hauen" abstammend; während Kniphof (1733) Heuhechel, „weil da hew bleibt daran hangen", für richtig hält.

HAUSWURZ (Sempervivum tectorum, Jovibarba hirta) = Dachwurz, Donnerwurz
Diese Pflanze, die auch noch die Namen Hauslach, Donnerbart oder Jupiterbart führt, war dem Donar gewidmet und wird heute noch in ländlichen Gegenden auf Dächern gepflanzt. Karls des Großen „Capitulare de villis“, das dem deutschen Landmanne die Gewächse vorschreibt, die wegen ihres Nahrungs- und Heilwertes zu pflanzen sind, verlangt ausdrücklich, daß jeder Bauer „Jovis barbam“ als Mittel gegen den Blitz auf seinem Hause besitze. Der Saft der Hauswurz soll, vermengt mit Gummi, rotem Arsenik und Alaun, ein Arcanum (ein Geheimmittel) ergeben, welches, auf die Hand gestrichen, ermöglicht, glühendes Eisen anzufassen. Als ausgesprochen ausdauernde Pflanze war die Hauswurz auch ein Symbol für das ewige Leben. Der Domherr Konrad von Megenberg zu Regensburg (gestorben 1374), schreibt in seinem „Buch der Natur“ folgendes: „Die maister / die sich fleizend (befleißigen) zauberei / die sprechent / daz ez (also das Kraut Hauwurz) den donr (Donner) und daz himmelplatzen (das Blitzen) verjag / und darumb pflanzet man ez auf den häusern“. Die Hauswurz war dem Donar geweiht, bei den Römern dem entsprechenden Jupiter, daher „Jovis barba“, Jupiterbart genannt.

HEIDEKRAUT (Erica spp., Calluna vulgaris)
Dieses Kraut soll bei Beschwörungen und Verzauberungen wertvolle Hilfe leisten und wird als vortreffliches Mittel gegen das „Berufen“ gerühmt. Es stamme aus dem Blut erschlagener Helden, die in Hünengräbern liegen; daher auch die rote Blumenfarbe. Weil es angeblich auch Schlangen und Wölfen zuwider ist, band man an Orten, wo Wölfe hausten, ein Büschel Heidekraut zu Ehren der Elster auf einen hohen Baum, damit diese durch ihr Geschrei das Herannahen des Wolfes verkünde. In Niederösterreich „Heiderich“ genannt, was „Herr der Erde“ bedeutet, habe es die Kraft, Eisen aus der Erde anzuziehen.

HERBSTZEITLOSE (Colchicum autumnale)
Die Sage erzählt: Als Medea den alten Äson, ihres Gemahls Vater, verjüngen wollte, braute sie einen geheimnisvollen Zaubertrank. Neun lange Nächte wanderte sie durch Gebirge und dunkle Wälder, um Hexenkräuter zu sammeln. Als das Zaubermittel bereitet war, fielen unversehens einige Tropfen auf die Erde, und alsbald wuchs daraus die gefährliche, verführerische Giftpflanze. In der Walpurgisnacht, der Nacht vor dem 1. Mai, wenn die Hexen auf den Kreuzwegen tanzen, sammeln sie von den Waldwiesen die Blätterspitzen der Herbstzeitlosen und bereiten daraus einen grausigen Hexensalat, mit dem sie Tiere und Menschen vergiften. Andere Berichte sprechen vom 1. Mai selbst. Weil zu dieser Zeit die Blattspitzen langsam zu verdorren beginnen, haben die Hexen sicherlich Schuld daran. Noch schauriger lautet die Kunde aus dem Rinzigtal, nach welcher die Herbstzeitlosen auf einer Wiese wachsen, wo Unschuldige enthauptet wurden. Stets hat die eigenartige Erscheinung, daß die Blüten vor den Blättern aus der Erde kommen, die Phantasie angeregt. Aus diesem Grunde wird die Herbstzeitlose auch in manchen Gegenden als „Nackte Jungfrau“ bezeichnet.

HEU
Heu, als getrocknetes, das heißt gleichsam „totes Gras“, ist nach der Bibel ein Symbol der Vergänglichkeit der Welt und des Menschenlebens. „Bei Zittern oder Anschwellen der Finger lege man beide Hände flach auf den Tisch, so daß sich die Daumen berühren und tue darauf ein Säcklein mit warm angefeuchteten Heublumen.“ So lautet ein Haus- und Sympathiemittel des 18. Jahrhunderts.

HEXENKRAUT – kann sich auf viele Arten beziehen!

HIMMELSCHLÜSSEL (Primula spp.) = Primel, Apothekerprimel
Die Ähnlichkeit der Blütenkrone mit einem altertümlichen Hohlschlüssel, wie auch des ganzen Blütenstandes mit einem Schlüsselbund, war stets Anlaß für die verschiedensten Legenden und Sagen. Mit ihr besaß man die Kraft und das Mittel, geheime Schlösser und Türen zu öffnen. Sie galt als wunderkräftig und wurde zum Heben verborgener Schätze verwendet.

HIRTENTÄSCHELKRAUT (Capsella bursa – pastoris) = Täschelkraut
Als Zaubermedizin gegen Blutungen verwendet: „Ein in der Hand des Kranken erwärmtes Hirtentäschelkraut wird an einem gelben Faden ihm so um den Hals gelegt, daß der Faden auf der Herzgrube liegt. Nach Stillstand der Blutung wirft man den Faden in fließendes Wasser.“

HOLUNDER (Sambucus nigra) = Holder, Flieder, Hohler
In den Kreis der heiligen Bäume gehört auch der Holunder oder Flieder. Mit heiliger Scheu betrachtete man die Menge schwarzer Beeren, die stark duftenden, schweißtreibenden Blüten, das leere Mark und den hohl werdenden Stamm. Man vermutete in seinem dichten Laub ein geistiges Wesen: die Frau Holle oder Holda, welche ihn mit übernatürlichen Kräften ausrüste und vor Verletzungen schütze. Die alten Germanen benutzten ihn beim Bestatten ihrer Leichen, damit er dem Verstorbenen nach dem Tode Segen spende; der Schreiner ging schweigend zu einem Holderbusch und schnitt eine Stange ab, um das Maß einer Leiche zu nehmen, und der Fuhrmann, der die Leiche fuhr, trug statt der Peitsche einen Holunderstock. Die trauernden Verwandten legten auf das Gesicht des Toten einen Fliederzweig und pflanzten einen Fliederbusch auf das teure Grab. Der Legende nach soll unter einer Holderstaude die Gottesmutter Maria auf der Flucht nach Ägypten gerastet haben; deshalb wird nach altem Volksglauben vor jedem Holderbaum der Hut abgenommen wie vor einem Heiligenbild. Aufgrund seiner schweißtreibenden Wirkung wurde er in der Volksmedizin gern und häufig gegen Fieber und allerlei fieberhafte Erkrankungen angewendet. Wenn der Betreffende das Fieber herannahen fühlt, so bindet er sich ein Haferstrohseil um den Hals, läuft zu einem Holunderstrauch, schüttelt ihn dreimal und spricht dreimal: „Holunder, Holunder, Holunder, auf mich kriecht die Kälte, bis sie mich verlassen hat, kriecht sie dann auf dich.“ Dann geht er rücklings und schweigend nach Hause. Ein anderes magisches Rezept aus dem „Sechsten und Siebenten

Buch Moses" lautet: Man gehe vor Sonnenaufgang an einem Freitag zu einem Holunderstrauch und spreche: „Guter Morgen, lieber schöner Holderstengel, ich komm' zu dir als wie ein Engel, ich komm' zu dir wie ein Samariter, nimm du die 77 Fieber mit dir!" (Diese Worte muß man dreimal sprechen). Gegen Überbeine: Man gehe drei Freitage bei abnehmendem Monde, aber vor Sonnenaufgang, zu einem Holunderstrauch, nehme jedesmal ein Blatt davon und reibe damit das Überbein ein. Die entstehenden Bläschen werden mit einer Nadel aufgestochen. Auch gegen alle Kopfleiden ist das Holunderblatt gut: Man binde sich frische Holunderblätter über den Kopf, bis sie sich erhitzen, und wechsle mehrmals diese Blätter, lasse aber die ganze Prozedur täglich nicht länger als eine Stunde dauern.

HUNDSROSE (Rosa canina) = Heckenrose, Hagedorn, siehe auch unter Hagedorn; siehe auch Rose

Die wilde Heckenrose, welche die Systematiker in eine Vielzahl von Arten eingeteilt haben, war schon in germanischer Vorzeit hoch geachtet. Ihr Holz durfte auf dem Scheiterhaufen, der die Leichen verzehrte, nicht fehlen. In hellen Mondnächten sprechen Zigeunerfrauen ihre Zauberformeln am liebsten am Rosenstrauch. Sind es kinderlose junge Frauen, so erbitten sie so viele Kinder, als der Strauch Blumen oder Knospen trägt. Von der wilden Weinrose (Rosa rubiginosa) wird erzählt, sie rieche darum so gut, weil auf ihr die Mutter Gottes auf der Flucht nach Ägypten die Windeln des Erlösers getrocknet habe; daher auch die Bezeichnung „Muttergottesdorn". Seitdem blühen manche Hagrosen weiß und haben so große Kraft, daß sich die Hexen davor fürchten.

IMMERGRÜN (Vinca minor) – das kleine Sinngrün, Singrün, Totenmyrte.

Wie alle immergrünen Pflanzen Symbol des ewigen Lebens und der Treue; galt auch als Abwehrmittel gegen Hexen und Zauberer. Als Sinnbild der Treue auch den Jungfrauen geweiht. Ein Singrünkranz schützt den Toten vor Verwesung, daher stammt vielleicht die Verwendung von Singrün als Totenkranz. Wenn einmal aus einem Immergrünstrauch ein Kranz für einen Toten genommen wurde, so soll es nicht gut sein, aus demselben Strauch einen Kranz für eine Braut zu nehmen; denn dieselbe würde dann nicht lange leben.

IRIS – siehe unter Schwertlilie

JOHANNISBLUME – siehe unter Arnika (Arnica montana)

JOHANNISKRAUT (Hypericum perforatum) – Jagemichel, Jageteufel, Hartenaue, St.-Johannes-Blut, Hexenkraut, Teufelsbanner, Teufelsflucht, Hartheu, Tüpfelhartheu, Elfenblut, Christi Kreuzblut, Unsers Herrgotts Blutkraut, Herrgotts Wundenkraut.

Neben vielen anderen Zauberkräutern ist das Johanniskraut mit seinen vielen Namen und Bedeutungen eines der wichtigsten magischen Kräuter gegen alles Böse und Dämonische. Diese Pflanze unterscheidet sich von den meisten anderen im wesentlichen dadurch, daß sie nur in einer Richtung – also zur Bekämpfung gegen dunkle Mächte – angewendet wurde und nicht, wie viele andere magischen Kräuter, auch zum Zwecke des Schadenzaubers. Vom Hartheu heißt es, es sei das Lieblingskraut des Paracelsus gewesen, der sich in der Tat viel mit dieser Pflanze beschäftigt hat, so in seinem 1525 entstandenen Buch „Von den natürlichen Dingen". Der Arzt, Philosoph und nicht zuletzt Alchemist schreibt dem Hypericum vier Kräfte zu, nämlich für die „phantasmata, würm, wunden und balsamische tugent". Was den Gebrauch gegen die „doll machenden geister" betrifft, so meint er: „Dises kraut / wie es an ihm selbst ist / sol für und für getragen werden under dem paretli (Barett), in kranzweis oder sonst in hemden / oft daran schmecken / zu nacht under das küssi (Kissen) tun / das sol ietlicher arzt wissen / das got (Gott) ein groß arcanum (Geheimnis) in das kraut gelegt hat / alein von wegen der geister und dollen fantaseien / die den menschen in vezweiflung bringen – und nicht durch den teufel / sondern von natur / wan got zu allen krankheiten arznei beschaffen / wie sie sind / alein das der arzt lerne / such und wisse / in welchen ein ietliches sei." In der Chemnitzer Rockenphilosophie, einer Sammlung abergläubischer Meinungen, die vom 16. bis zum 18. Jahrhundert immer wieder aufgelegt wurde, lesen wir: „Sanct Johanniskraut ist von so großer Kraft / den Teufel und Hexen zu vertreiben / dahero auch der Teufel aus Boßheit / dieses Krautes Blätter mit Nadeln durchsticht." Mit Nadelstichen sind die durchscheinenden Punkte (Öldrüsen) auf den Blättern des Johanniskrautes gemeint – daher auch der lateinische Name „perforatum", – das Durchlöcherte. Bereits in der ersten Hälfte des 16. Jahrhunderts ist ein Reim belegt, in dem die hexen- und teufelswidrige Kraft des Hartheus gerühmt wird: „Dost, Harthaw und Wegscheyd (Wegwarte) thun dem teuffel vil leidt"; so steht es wörtlich in Bocks Kräuterbuch. – Recht geeignet erscheint dem Volk das Kraut der Johannisnacht als Liebesorakel. So pressen zum Beispiel junge verliebte Mädchen – wobei sie an den Verehrer denken – die Blütenknospen aus und achten darauf, ob der austretende Saft rötlich oder farblos ist. Dabei wird gesprochen: „Ist mir mein Schatz gut, kommt rotes Blut; ist er mir gram, gibt's nur Scham (Schaum)." Bei „angezauberter" Liebe, so ein Kräuterbuch aus dem 14. Jahrhundert: „Johanniskraut ist gut / für den / der nit schlafen mag von der poulschaft (Buhlschaft) wegen." Und in einer alten Handschrift heißt es noch deutlicher: So einer durch zauberische Liebe von Sinnen gekommen und unsinnig worden, dem kann man also helfen: „Nehmet Johanniskraut anderthalb Hand voll / edlen Dorant 2 Hand voll / und siedet dasselbige in drei Maß Wein / davon laß den Kranken trinken abends". Besonders zauberkräftig ist das Johanniskraut, wenn es an „seinem Namenstag", eben zu Johannis, gesammelt und verwendet wird. In vielen Gegenden wird es auch als Donner- und Blitzkraut verwendet. Als Blitzschutz hängte man Hartheuzweige unter das Dach. Ein alter Volksspruch sagt: „Hartenau und Dill, macht's Gewitter still."

Auf oder in den Herd geworfen soll es ebenfalls das Gewitter „verscheuchen". Mit Kränzen aus Johanniskraut schmücken sich die um das Johannisfeuer Tanzenden und werfen nach dem Erlöschen der Feuer die Kränze auf die Dächer der Häuser, damit diese vor Brandschaden verschont bleiben. Kräutervater Bock vergleicht den „Harthaw" mit der zahmen Raute, die alles Gift vertreibt und auch alles Gespenst, „dahero auch die alten Weiber sprechen: Dost, Harthaw und weiße Heidt / tuet dem teuffel vil leidt". Bestreicht ein Jäger den Lauf seines Gewehres mit dem Saft dieser Pflanze, so besitzt er eine unbedingte Treffsicherheit.

KALMUS (Acorus calamus)
Als Marienattribut schmückt diese frischgrüne Pflanze die Fronleichnamsprozession. Im slawischen Brauchtum wird der Kalmus als Glücksbringer vor die Haustüre gestreut.

KAMILLE (Matricaria chamomilla)
Von altersher als wirksame Heilpflanze verwendet, besonders bei Frauenleiden, ist deshalb auch ein Mariensymbol. Diese unscheinbare, nutzbringende Pflanze gilt auch als Sinnbild für Kraft, gepaart mit Bescheidenheit, so daß einer sprichwörtlichen Rede zufolge keine Jungfrau an ihr vorübergehen durfte, ohne sich vor ihr zu verbeugen.

KASTANIE (Castanea spp.) = Edelkastanie
Die Eßkastanie wurde in China mit dem Osten und dem Herbst in Verbindung gebracht. Da ihre Frucht im Herbst gesammelt wurde und im Winter als Nahrung diente, war sie ein Symbol weiser Voraussicht.

KATZENKRAUT (Valeriana officinalis) – siehe unter Baldrian

KIEFER – (Pinus spp.)
Als immergrüner Baum und wegen ihres unverderblichen Harzes in China und Japan Symbol der Unsterblichkeit; in Japan außerdem als ein Baum, der Wind und Wetter standhält. Symbol der Lebenskraft und der Persönlichkeit, die die Schwierigkeiten des Lebens unbeschädigt bewältigt. Zwei Kiefern sind ein Symbol der Liebe und der ehelichen Treue.

KIRSCHBAUM (Cerasus spp.) = Süß-Kirsche, Weichsel
Das älteste Beispiel für blühende Bäume in der Weihnacht findet sich im „Leben der hl. Hedwig“, die um 1180 in Franken geboren wurde. Als die Heilige noch jung war, kam am Weihnachtstage jemand und berichtete, daß im Garten ein Kirschbaum in frischen Blüten stehe. Da die Blumen am unteren Teile des Baumes sproßten, sagte Hedwig: „Das ist ein Zeichen künftigen Sterbens. Viele Arme werden dieses Jahres vergehen.“ So soll es sich dann auch tatsächlich zugetragen haben. – Die Blüte des Kirschbaumes ist in Japan Symbol der Reinheit, der Schönheit, des Glückes; die vom Wind davongetragene Kirschblüte ist ein Symbol des idealen Todes. – In Mitteleuropa gelten Kirschzweige, die in vorweihnachtlichen Nächten, besonders vor Barbara (4. Dezember) und Lucia (13. Dezember) oder an Weihnachten geschnitten wurden und aufblühen, als Glückssymbol und als Hinweis auf eine baldige Hochzeit. Ein Liebesrezept aus dem 17. Jahrhundert berichtet über Kirschenkerne: „Mädchen, das du einen Jüngling liebst, spreche den Namen deines Freundes aus, während du Kirschkerne ins Feuer wirfst. Wenn der Kern in der Hitze hörbar platzt, dann darfst du auf Gegenliebe hoffen, verbrennt er aber geräuschlos, dann wird dir kühle Gleichgültigkeit entgegengebracht.“ Auf Darstellungen der christlichen Kunst des Mittelalters kann die Kirsche gelegentlich, wie der Apfel, die verbotene Frucht bedeuten.

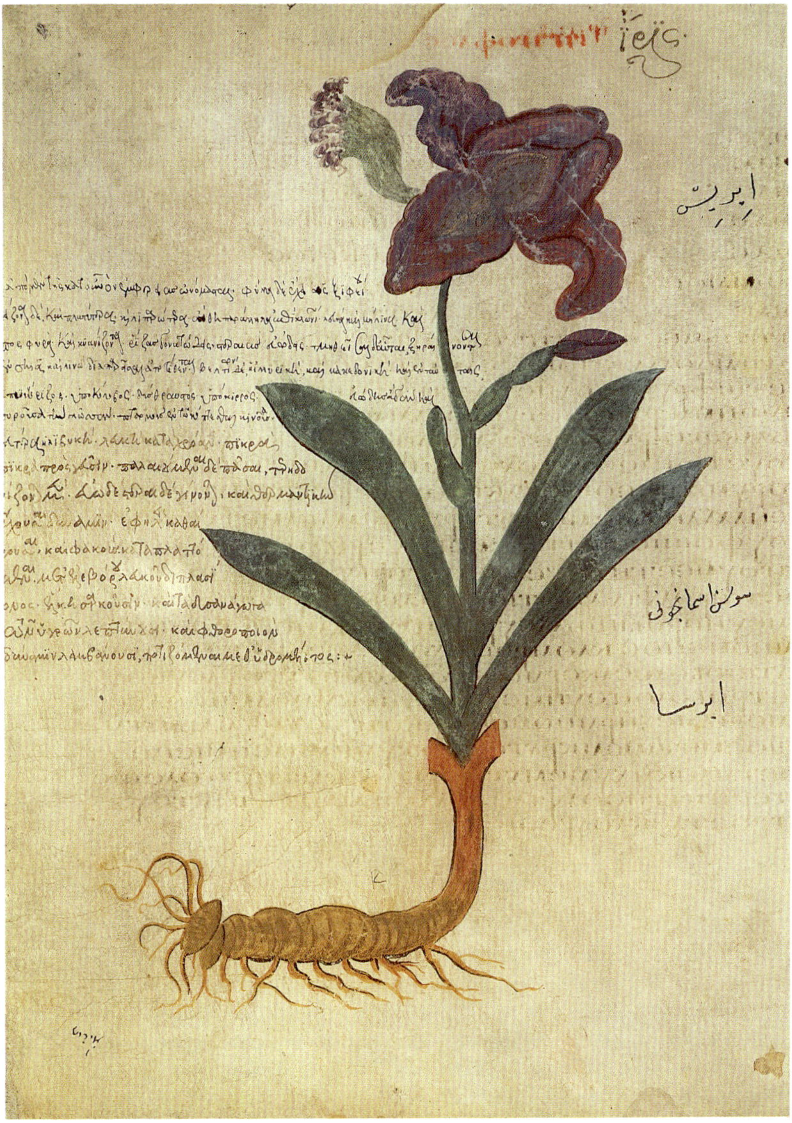
ἶρις

IRIS (Iris sp.)

Außer zahlreichen Zucht- und Gartenformen gibt es in Mitteleuropa 34 Arten der Schwertliliengewächse. Der Name Iris stammt von den in den Farben des Regenbogens prangenden Blüten der verschiedenen Arten. „Die schwarze Lilien auch in der Traurigkeit / die ihre Farb anzeigt, der augen blick erfreut: Also ist Gottes kirch auch schwarz, jedoch darneben / sehr lieblich, Gott kan sie mit ehren schon erheben“, dichtete im 17. Jahrhundert der fromme Freiherr von Hohberg. In der alten Heilkunst und später in der Volksmedizin wurde die Wurzel der Schwertlilie (Rhizom, Erdsproß) geschätzt, die zerkleinert und ausgelaugt gegen Vergiftungen, „verdickte Körpersäfte“ und Geschwüre verwendet wurde. – Die traditionelle Blumensprache gab der Iris folgende Aussage: „Deine geheuchelten Gefühle verwehen, daß keine Spur davon übrigbleibt!“

KLEE (Trifolium pratense) = Rotklee

Weitverbreiteter Schmetterlingsblütler und wegen seines kräftigen Wuchses Sinnbild der Lebenskraft. Bereits bei den Kelten als heilige Zauberpflanze verehrt. Im Mittelalter wegen seiner Dreiblättrigkeit Dreifaltigkeits-Symbol. Das vierblättrige Kleeblatt gilt heute noch als glücksbringend, dagegen werden mehrblättrige Kleeblätter als unheilbringend angesehen; nur das fünfblättrige wird gelegentlich als Hinweis auf eine glückliche Ehe verstanden. Auch im Zauberkessel der Druiden durfte der Klee als heilige Pflanze nicht fehlen. Alte Volksweisheiten berichten: Den vierblättrigen Klee müsse man an Sonntagen im Gebetbuch zur Kirche mitnehmen, er wirke dann um so kräftiger. Und wer an einem Sonntag vor Sonnenaufgang vierblättrigen Klee pflücke und im Schuh verstecke, erkenne in der Kirche alle Hexen. Das 16. Jahrhundert erzählt von der Bedeutung des Kleeblattes in der Liebe: Ein Mädchen, das heimlich einen Mann liebt, der sie nicht beachtet, soll ihm ein vierblättriges Kleeblatt in den Schuh stecken; dadurch wird er gezwungen, ihr vier Tage lang nachzugehen. Diese Zeit kann sie dann nützen, um seine Liebe zu gewinnen. *Oder:* Befestigt ein Mädchen ein Vierblattklee über seiner Tür, dann wird es vom ersten Mann, der eintritt, geheiratet werden.

KLETTE (Arctium spp.)

Des „Albert Magnus bewährte und approbierte, egyptische Geheimnisse“ verraten ein Zauberrezept, wie man einen Schaden heilen kann an Mensch und Roß: „Man schneide einen Klettenbusch ab und leg' ihn ins Haus, daß er welk wird; darnach muß man einen Faden von einer Spindel nehmen, der nie gewaschen worden ist, und sprechen: ‚Klettenbusch, ich binde dich, daß du dem Menschen, oder was es ist, den Schaden heilest, das für Beulen, für Schwellen, für Schweine (Schwinden) und alles gut ist, was dir fehlen mag‘; nimm den Faden doppelt und fahre um den Busch, wo er am dicksten ist, herum, im Namen Gottes des Vaters, mach einen Knopf und dann noch einmal herum im Namen Gottes des Sohnes, und wieder einen Knopf , dann fahr' zum drittenmal herum im Namen des heiligen Geistes und mach' wieder einen Knopf und sprich wieder: ‚Was ich und du nicht heilen kannst, das heil' die heilige Dreifaltigkeit.‘ Danach lege den Busch wieder an einen Ort, wo keine Luft dazu kommt, so heilt der Schaden von Grund aus.“ Der Zauberkundige ist sehr darauf bedacht, daß er ja keinen der drei Knoten vergißt; denn mit jedem Knoten wird die Krankheit oder der Schaden immer sicherer und fester auf die Pflanze übertragen. Solche und ähnliche Rezepte finden sich auch in anderen alten Zauberbüchern des späten Mittelalters bis ins 18. Jahrhundert.

KNABENKRAUT (Orchis spp.) – siehe auch Orchideen

In der alten Literatur findet man das Knabenkraut hauptsächlich als liebes- oder potenzstärkendes Mittel: dies vermutlich vor allem wegen der hodenähnlichen Wurzel. Gegen Impotenz wird folgendes angeraten: Ende März sammle man Knabenkraut, dasselbe hat an der Wurzel zwei kleine Knollen. Die linke ist die beste. Sechs Stück davon zerschneide man und tue sie in eine Flasche mit Wein. Die Flasche wird gut verschlossen und drei Monate im Pferdemist vergraben. Nachdem nehme man morgens und abends einen

Schluck davon. – Gegen Unfruchtbarkeit soll die Knabenwurzel, bei Vollmond ausgegraben (dort, wo Männchen und Weibchen zusammenstehen), ein vortreffliches Mittel sein. Das Männchen (das heißt – die männliche Wurzel) gebe man der Frau in ihrem Leibgericht zu essen, der Mann aber muß die Wurzel des Weibchens in einem lila Seidentuch als Amulett bei sich tragen. Ein anderes Mittel, welches zur gewünschten Geburt (Knabe oder Mädchen) verhelfen soll: Verzehrt der Mann die größere Wurzel, bewirkt dies die Zeugung und Geburt eines Knaben, die kleinere, von Frauen genossen, jedoch die Geburt eines Mädchens. Der Saft des Knabenkrautes tauge zur Mischung eines starken Liebestrankes – so eine Quelle aus dem 14. Jahrhundert –; man muß ihn aber mit den Händen auspressen und in ein Gefäß rinnen lassen, das bisher unbenutzt ist. Diesen Saft kann man jedem kalten Getränk beimischen. Doch Vorsicht! In einem warmen Trank genossen, verursacht er heftige Schmerzen im Unterleib.

KNOBLAUCH (Allium sativum)

Dieser galt bei vielen Völkern, wahrscheinlich wegen seines starken Geruches, den man als sinnbildlich vertreibende Kraft deutete, als Mittel gegen den bösen Blick und gegen böse Geister; in Mitteleuropa auch insbesondere gegen Vampire und Blutsauger. In Griechenland schrieb man bereits dem bloßen Aussprechen des Wortes „Knoblauch“ eine schützende Wirkung zu. Mit Knoblauch bannten schon die Römer ihre Hausgeister, die Lemuren. Bemerkenswert ist auch die Tatsache, daß die Gelehrten auch das Zauberkraut Moly, mit welchem Odysseus den Zauber von Circe unschädlich machte, für eine in Griechenland vorkommende Lauchart (Allium magicum) halten. Wer Knoblauchstücke bei sich trägt, zu dem haben die bösen Geister keinen Zutritt. Knoblauch und alte Kürbisstengel, in einem großen Topf gekocht, geben ein Waschwasser, mit welchem Tisch und Stühle im Zimmer gewaschen werden, in welchem ein Toter aufgebahrt war, worauf auch das ganze Zimmer besprengt wird: damit der Tote nicht „umgehe“. Einer Wöchnerin gab man Knoblauch und Petersilie in einem Leinenfetzchen gebunden an das Leintuch, unter welchem sie liegt befestigt, damit ihr keine Hexerei schaden konnte.

Am St. Andreastage pflegt man mit Knoblauch an Türen und Fenstern Kreuze zu machen, damit niemand den Kühen die Milch abnehmen kann. – Schon das Altertum beschäftigte sich mit der zauberabwehrenden Kraft dieser Pflanze. Da das Kraut bei längerem Liegen an der Luft schwarz wird, wollte Plinius daraus erkennen, daß die Pflanze alles Böse und Dunkle an sich zöge. Als Mittel gegen den Schlangenbiß wurde sie gerühmt, weil sie selbst jene Schlangen, in denen Dämonen ihren Wohnsitz haben, vertreiben könne. Einer alten Legende zufolge wird sie auch „Neidstern“ genannt. Als die Marienblümchen aus den Tränen der Maria entstanden waren, kam der Teufel und warf neben jedes eine Kralle. Aus diesen Krallen wuchs der Neidstern. Und überall, wo er auftritt, sterben die anderen Pflanzen ab; nur das Marienblümchen vermag seinem Weiterschreiten Einhalt zu gebieten. – Wer den Dieb, der sein Eigentum gestohlen hat, im Traume sehen will, binde vor dem Schlafengehen Koblauch und Brot auf den linken Arm. Dann spreche er folgende Worte: „Pedicem – pedis – perpedie“ und lege sich auf die rechte Seite. Dann wird ihm der Dieb im Traum erschienen. Beim Erwachen reibe er den Hinterkopf, sonst vergißt er seinen Traum und kann sich nicht mehr daran erinnern.

KOLANUSS (Cola acuminata, C. nitida)
Bei den schwarzafrikanischen Völkern wegen ihres bitteren Geschmacks Symbol für die Schwierigkeiten des Lebens und ihre Überwindung, damit auch Symbol für Tugenden, die zu dieser Überwindung beitragen: Freundschaft und Treue.

KÖNIGSKERZE (Verbascum spp.) = Unholdkerze, Wollkraut, Himmelbrand, Hillebrandt.
In Europa, Afrika und Asien verbreitete Pflanze, die schon in der Antike zu Heilzwecken verwendet wurde; soll angeblich auch vor Angst und Unheil schützen. Nach der Sage führen nachts im Mondschein die Elfen um die hohe Kerze ihren Ringeltanz auf. Die Mutter Gottes trägt diese Blume gleich einem Zepter in den Händen, wovon der alte Segensspruch herrührt: „Unsere Liebe Frau geht über Land und hat den ‚Himmelbrand' in ihrer Hand." Wenn jemand mit einer schlimmen Wunde behaftet ist, soll man ihn mit den Blüten des Himmelbrandes berühren und dreimal den vorerwähnten Spruch dazu sagen. Gegen das Podagra (Gicht) nimmt man eine gute Handvoll Königskerzenkraut und Kreide, so groß wie ein Ei. Die Kreide stoße man zu Pulver und koche diese beiden Stücke miteinander eine halbe Stunde lang in jenem Wasser, worin der Schmied das Eisen ablöscht. Wenn das Wasser nicht mehr so heiß ist, setze die Füße hinein wie in ein anderes Fußbad und bade sie darin. Hernach mache ein großes Loch in die Erde, gieße das Wasser samt dem Kraut und der Kreide hinein und scharre es wieder zu. Wenn das Kraut verfault ist, so ist auch die Krankheit verschwunden.
Diese Blume verliert nach altem Glauben ihren Duft, wenn an dem Ort, an dem sie blüht, ein Leichenzug vorbeikommt. Wenn ein schweres Gewitter die Hausbewohner erschreckt, wirft man einige getrocknete Blumen ins Feuer. Auch bei allerlei Krankheiten des Viehes werden sie unter das Futter gemengt. Wer einen reichen Fischfang erzielen möchte, streut heimlich nachts den Samen der Königskerze in jenes Gewässer, in dem er am nächsten Tag fischen will. Dann scheint es, als ob der heilige Petrus persönlich den Fischfang leite, so viele Fische werden gefangen. Dieser heute zum Teil noch geübte Brauch geht weit in die vorchristliche Zeit zurück und läßt sich durch den Saponingehalt der Pflanze, der nervenlähmend und betäubend auf die Fische wirkt, leicht erklären.

KORNBLUME (Centaurea cyanus) = Ziegenbein, Cyane
Die Kornblume wird zur Nahrung empfohlen, da sie einen günstigen Einfluß auf die Gehirntätigkeit hat. Auch bei Nasenbluten soll diese Blume ein vorzügliches Mittel sein; dazu heißt es: „Hast du öfters Nasenbluten, dann besorge dir die Wurzel der Kornblume (Centaurea Cyanus) und nehme sie fest in die Hand. Es wird das Bluten sofort beheben."

KORNBLÜTEN (Secale cereale) – Roggen
Wenn man die ersten Kornblüten sieht, soll man sie mit den Lippen von der Ähre abstreifen und verschlucken; man bekommt dann das ganze Jahr hindurch kein Fieber.

KRAUSEMINZE (Mentha spicata) – siehe auch Pfefferminze (Mentha piperita). Krauseminze verschafft dem Besitzer Reichtum (wie auch das Tausendgüldenkraut), beide sind jedoch schwer zu finden.

KREUZENZIAN (Gentiana cruciata)
Eine ähnliche Geschichte wie bei Bibernell kennt man in Ungarn; nur soll der Pfeil hier einen Kreuzenzian getroffen haben, und der tapfere Schütze soll der heilige König Ladislaus gewesen sein. Marzell vermutet, daß die Sage auf das seltsame Aussehen des Wurzelstockes des Kreuzenzians zurückgehe. Dieser sehe wie „durchstochen“ aus, weshalb man die Pflanze früher auch „Speerstich“ genannt habe.

KROKUS (Crocus spp.)
Eine Pflanzengattung mit über 80 Arten; im Altertum vor allem die Art Safran geschätzt; Krokuskränze sollen angeblich vor Trunkenheit schützen. Aus der Blütennarbe des Sa-

Saffran. Crocus Austriacus.

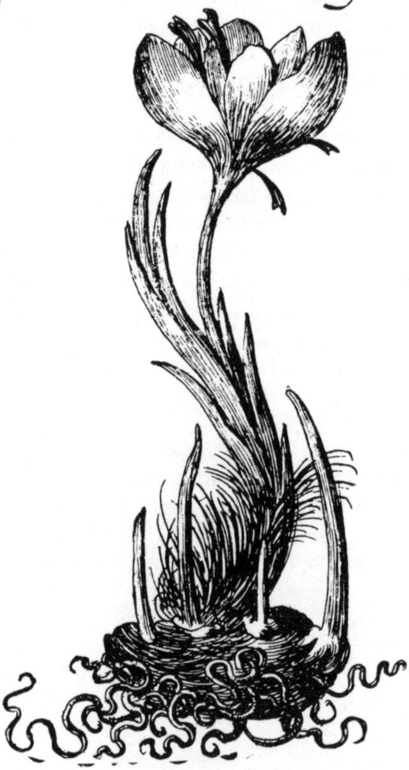

frans bereitete man einen gelben Farbstoff, ein Symbol des Lichtes und der Hoheit: Gewänder von Göttern und Königen waren deshalb häufig safrangelb. Wegen seiner goldfarbenen Narben ist der Krokus in der christlichen Literatur gelegentlich ein Symbol des Goldes und damit zugleich der höchsten Tugend, der Liebe.

KREUZ-KRAUT (Senecio spp.)
Das Kreuzkraut, namentlich wenn es in der Johannisnacht blüht, genießt eine besondere Verehrung. Es soll die bösen Geister fernhalten, geheime Kräfte geben und Wunden heilen.

KÜCHENSCHELLE (Pulsatilla spp.)
Als Adonis einst auf der Jagd von einem Eber getötet wurde, ließ Aphrodite in ihrem Schmerz aus seinem Blute die frühlingszarten Anemonen hervorblühen. Nach einer anderen Deutung erwuchsen sie aus ihren Tränen, die sie aus Gram um ihren Geliebten vergoß. Alle Frühlingspflanzen sind nach uraltem Glauben unverletzlich. Wer ihr lenzblühendes Leben ausreißt, lädt sich eine Schuld auf.

KÜRBIS (Cucurbita spp.)
Wegen der großen Zahl seiner Kerne wie der Granatapfel, die Zedratzitrone (Zedrat – Zitronenbaum) usw. Symbol der Fruchtbarkeit. Unter anderem bei schwarzafrikanischen Völkern auch Symbol des Welteneies und der Gebärmutter. Im Taoismus wird er auch als Nahrung, die langes Leben und körperliche Unsterblichkeit verleiht, verehrt. Zwei getrocknete Kürbishälften, aus denen man trank, hatten in China die symbolische Bedeutung der in zwei Hälften auseinandergebrochenen Ureinheit. In der christlichen Kunst bedeutet der schnell wachsende und schnell verderbende Kürbis häufig Kürze und Hinfälligkeit des Lebens.

LÄRCHE (Larix spp.)
Kiefergewächs der nördlich gemäßigten Zone. In Sibirien stellt man sich den Weltenbaum als Lärche vor, an dem Sonne und Mond in Gestalt eines goldenen und eines silbernen Vogels auf- und absteigen.

LAVENDEL (Lavendula angustifolia)
Sehr würzig duftender, unscheinbar blühender Lippenblüter der Mittelmeergebiete; seit altersher zum Baden, Waschen und als Heilmittel verwendet. Im Mittelalter gelegentlich symbolisch auf die Reinheit und die Tugenden Marias bezogen.

LEBENSBAUM (Thuya spp.)
Der Thujabaum – wie alle immergrüne Pflanzen Unsterblichkeitssymbol. Der Baum, der häufig auf Friedhöfen anzutreffen ist, gilt als Baum des Todes, aber auch als Baum des Lebens.

LEBERBLÜMCHEN (Hepatica nobilis)
Als heilkräftige Pflanze in der Symbolik des Mittelalters der Mutter Maria geweiht; wegen seiner Dreiblättrigkeit auch Trinitäts-Symbol.

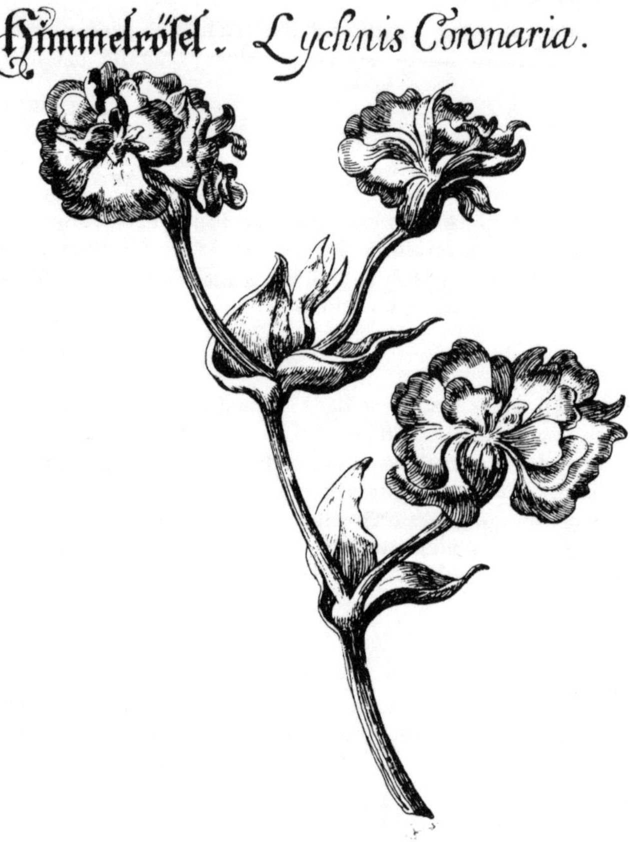

LICHTNELKE (Lychnis sp.)
In Europa und Nordasien verbreitete Wiesenpflanze mit rosenrot leuchtenden Blüten; in der christlichen Kunst des Mittelalters ebenfalls Marienattribut.

LIEBSTÖCKL (Levisticum officinale)
Geheime Kräfte hat das „Stöckl der Liebe“. Wer etwas von der Pflanze bei sich trägt, wird von allen Menschen gern gesehen. Der Jüngling weiß, daß ihm kein Mädchen zürnen

kann; selbst das schöne Kind, das ihn vorher spröde mied, muß ihm widerstandslos folgen, wenn er das geheimnisvolle „Reis" besitzt. In Franken nimmt man dazu die Wurzel des Kräutleins. Man kann sich denken, daß seine Wunderkraft auch zur Bereitung für manchen geheimen Liebestrank ausgenutzt wurde.

LILIE (Lilium candidum)

Die Lieblingsblumen der Orientalen, der Deutschen und der Romanen. Bei den Römern galt die Lilie als Zeichen der Hoffnung, bei den Morgenländern war sie das Sinnbild der Reinheit und Umschuld, andererseits aber auch ein Symbol des blassen Todes. Nicht nur die „holde Jungfrau" erhielt bei feierlichen Anlässen Lilien geschenkt, sondern Lilien wurden auch zum Zeichen der Trauer und der Treue als letzte Liebesgabe der Dahingeschiedenen auf den Sarg gelegt. Bei den feierlichen Prozessionen am Fronleichnamstage tragen heute noch weißgekleidete Mädchen weiße Lilien in der Hand. In der deutschen Mythologie trägt der Gott Donar in der rechten Hand den Blitz und in der linken das Zepter, welches mit einer Lilie gekrönt ist. – Nach einer alten Sage sproß die Lilie aus den Gräbern von Liebenden und unschuldig Hingerichteten hervor. Wenn sie auf der Friedstätte unschuldig Ermordeter erscheint, so ist sie ein Zeichen der kommenden Rache; entsprießt sie auf einem Grabhügel eines armen Sünders, so kündigt sich Vergebung, die Sühne der Todesgottheiten an. Die Lilie galt auch als Gruß des Todes an den zurückbleibenden Lebenden; daher die Sage, daß der Geist des Verstorbenen selbst die Blume auf sein Grab gepflanzt habe. „Drei Lilien, drei Lilien, die pflanzt' ich auf mein Grab . . . die soll ja mein Feinstliebster noch einmal sehn . . ." (Volkslied). Während des Mittelalters wurden besonders in den Klostergärten die Lilien gehegt und gepflegt. Das ungewisse Volk, das wohl ab und zu einen Blick in diese Pracht warf und die herrlichen Blumen sah, legte ihnen für das Leben der Mönche eine besondere Bedeutung bei, und bald gingen im Volke die wunderlichsten Sagen über die Lilien um. Grimm führt folgende Sage an: Wenn einer der Mönche im Kloster Corvey an der Weser sterben sollte, fand er drei Tage vor seinem Tod eine weiße Lilie auf seinem Chorstuhl, und wie diese Lilie welkte, so welkte auch er. Einmal – so die Legende – geschah es, daß ein Mönch der Versuchung unterlag und aus ehrgeizigen Gründen dem siebzigjährigen Prior einen Lilienzweig auf den Chorstuhl legte. Dieser erschrak so sehr darüber, daß er auch wirklich nach drei Tagen starb. Der Mönch, der den Tod des Klosterherrn auf dem Gewissen hatte, wurde zwar daraufhin sein Nachfolger, starb aber kurze Zeit danach und gestand die unglückliche Tat auf seinem Totenbett. Auch in anderen Klöstern wie Hildesheim und Breslau lebte der Glaube an die Todeslilien. Die weiße Lilie ist ein altes und weitverbreitetes Licht-Symbol; daneben gilt sie, vor allem in der christlichen Kunst, als Symbol der Reinheit, Unschuld und Jungfräulichkeit. Eine Lilie, die auf Darstellungen Christi als Weltenrichter aus dessen Munde hervorkommt, ist ein Symbol der Gnade. Die Bibel spricht von den „Lilien auf dem Feld" als einem Symbol der vertrauensvollen Hingabe an Gott. Die Lilie ist außerdem ein uraltes Königssymbol und spielt besonders in der Heraldik eine wichtige Rolle. In enger Beziehung zu den weißen Blumen stand auch das ehemalige Wappen Frankreichs; hieß doch Frankreich „das Reich der Lilien". Als die Jungfrau von Orléans von König Karl V. in den Adelsstand erhoben wurde, bekam sie den Namen „du Lys" (von der Lilie) und zum Geschenk einen Degen, der mit der Darstellung eines Lilienkranzes geschmückt war. Mit den Rosen zusammen wurden die Lilien schon in althochdeutscher Zeit sehr oft erwähnt, und sie waren auch in der Poesie von nicht geringer Bedeutung.

LINDE (Tilia platyphyllos, T. cordata) = Sommerlinde, bzw. Spät- oder Winterlinde
Im Gegensatz zur Eiche, die als Sinnbild der Kraft, des Mutes und des Ruhmes gilt, ist die Linde das Symbol der Sehnsucht und der Zärtlichkeit, aber auch der Inbegriff der Liebe und der Lieder. In zahlreichen Liedern wird sie besungen und verherrlicht. Als Baum der Liebe fand sie einen würdigen Platz auf den Gräbern der Geliebten. Sie war in uralter Zeit der Göttin der Liebe, Frigga oder Holda, geweiht. Unter ihren ausgebreiteten Ästen und Zweigen wurden Gerichtstage, aber auch Volksfeste abgehalten. Die Jugend wie das Alter versammelten sich im Schatten dieses Baumes, die einen zum fröhlichen Spiel, die anderen zu wichtigen Beratungen. Unter der Linde fanden auch, namentlich im Mittelalter, Trauungen statt; denn der Eid der ehelichen Treue sollte an keinem anderen Platz besser abgelegt werden als unter dem Baum der Liebe. Weil die Linde in sehr naher Beziehung zur Gottheit steht, war es ganz natürlich, daß sie in mancher Hinsicht für wundertätig galt. Deshalb ist die Linde auch der häufigste „Taferlbaum", in dessen Höhlung man oft roh geschnitzte Brustbilder, meist Marienbilder, wieder aus Lindenholz (aus dem Lignum sanctum), gefertigt, antrifft, oder es sind Votivbilder, Rumpfbilder, Hufeisen usw. angebracht. Nach allgemeiner Vorstellung hat der durch Duft und Schatten erfreuende Baum eine ganz besondere Kraft. So zum Beispiel sichert „Lindenbarst" vor Zauberwerken, Lindenasche auf den Äckern vor Ungeziefer. Behextes Vieh schlägt man mit Lindenruten, die auch die Hexe treffen. Die Linde gilt als blitzabwehrend und sollte angeblich bei Berühren Krankheiten an sich ziehen.

LORBEER (Laurus nobilis)
In der Antike galt der Lorbeer als physisch und moralisch reinigend. Man schrieb ihm auch die Fähigkeit zu, dichterische Inspiration und Weissagekraft zu verleihen. Er war dem Apollo heilig. Bei Triumphzügen (nach gewonnener Schlacht) tauchte er zunächst wegen der ihm zugeschriebenen Reinigungskraft auf: man wollte sich von dem im Krieg vergossenen Blut reinigen; später galt er dann einfach als Symbol für Sieg und Triumph. Als Sinnbild für die dadurch errungene Leistung wurde er auch zum Auszeichnungssymbol – besonders für hervorragende Tapferkeit und Mut. In der Kunst war es der Lorbeerkranz, der vor allem in der Dichtkunst den Träger ehren sollte.

Ein magisches Rezept in Verbindung mit Lorbeerblättern, welches ermöglicht, zu jeder Stunde aus dem Schlafe zu erwachen, lautet: „Man nehme so viel Lorbeerblätter, als man Stunden schlafen will, lege sie in ein feines Tuch, binde sie auf die Schläfe und lege sich auf die linke Seite." Als Liebesamulett soll der Lorbeer ebenfalls gute Dienste leisten, indem das verliebte Paar einen Lorbeerzweig auseinanderbricht, wovon jeder ein Stückchen davon behalten soll. Die Liebe hält dann so lange, wie das Amulett getragen wird.

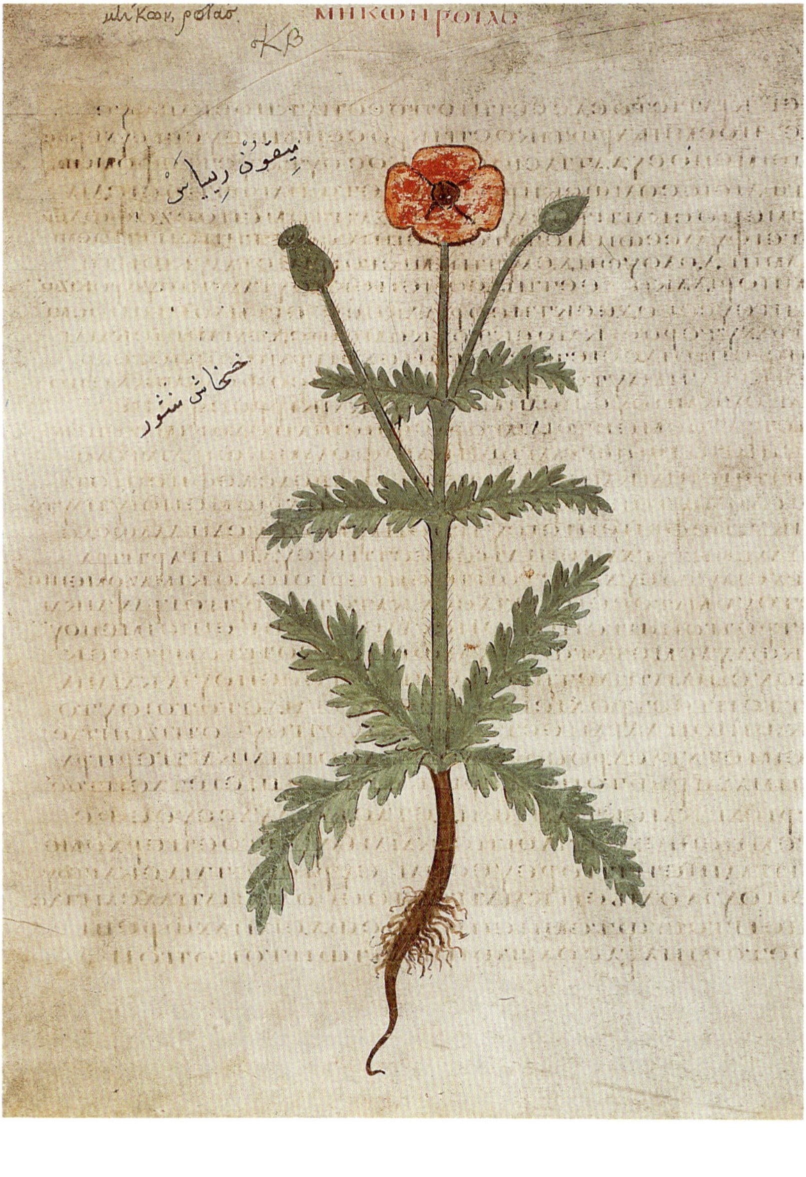
ΜΗΚΩΝ ΡΟΙΑΣ

MOHN (Papaver sp.)

Nach dem alten Pflanzenbild ist nicht leicht zu entscheiden, ob es sich um den Sandmohn oder den Saatmohn (Papaver dubium) handelt – kaum um den Klatschmohn (Papaver rhoeas), den die Beschriftung nennt. Alle Mohnarten enthalten beruhigende Inhaltsstoffe, wobei der Opium enthaltende Schlafmohn (Papaver somniferum) die bekannteste ist. In der antiken Mythologie war der Mohn der Göttin Demeter heilig, da er ihren Schmerz um die in die Unterwelt entführte Tochter Persephone linderte. Als Schlafmittel verordnete der griechische Arzt Dioskurides daher in Wein gekochte Blütenköpfe der dargestellten Pflanze. Der Samen sollte, auch in Konfekt, Darmverhärtungen beseitigen. Aufgelegte Mohnblätter empfahl er gegen Entzündungen. „Magsamen“, dichtete Freiherr von Hohberg, „wan man ihn fein mässig nimmet ein / er unsre sinnen macht entschlummert sänffter seyn. . . “

LÖWENZAHN (Taraxacum officinale) = Kuhblume, Maiblume, Hundeblume, Pfaffenöhrlein, Riegelstock, Hopfe, Kietblume, Butterblume
Dieser weitverbreitete, milchige Korbblütler ist eine alte Heilpflanze und wird wegen der sonnenartig strahlenden Blüten in der christlichen Kunst des Mittelalters Christus und Maria zugeordnet. Wie viele andere milchigen Pflanzen ist er außerdem ein Symbol für den Tod Christi und der Märtyrer. In der Volksmedizin wird er als Sympathiemittel gegen das Fieber benutzt. Die Wurzel des Löwenzahns (Pfaffenöhrleins) – so heißt es – gebraucht man angehängt gegen Fieber. Aber auch für die Augen dient diese Wurzel; sie wird dann, wenn die Sonne im Zeichen der Jungfrau steht, bei abnehmendem Monde vor Sonnenaufgang gegraben und in der Zahl 9 an den Hals gehängt. Ein magisches Mittel: Wenn man sich mit der Milch des Löwenzahnes wäscht, so erscheint man den Leuten schön und erwirbt sich jedermanns Gunst.

LOTOS (Nymphaea lotus) u. a. Arten: Blauer, Ägyptischer, Indischer Lotos
Ägyptische und asiatische Art der Seerose, spielt als Symbol in Ägypten, Indien und Ostasien eine bedeutende Rolle. Da er am Abend seine Blüte schließt und ins Wasser zurückzieht, erst bei Sonnenaufgang wieder auftaucht und sich öffnet, ist er ein uraltes Lichtsymbol. Als weiße, blaue oder rote Blüte, die aus schlammigem Wasser aufsteigt, ist die Lotosblüte ein Symbol der das Unreine überwindende Reinheit. In Ägypten galt der Lotos, der in sich die Sonne trägt, als aus dem Urwasser entstanden und war damit zugleich Symbol für die Entstehung der Welt aus dem Feuchten; insbesondere war er deshalb mit dem heiligen, lebensspendenden Nil verbunden. Er war Attribut verschiedener Gottheiten, wurde bei Bestattungs- und Opferriten verwendet und spielte eine wichtige Rolle in der Tempelarchitektur und Ornamentik. Der Duft des blauen Lotos galt als lebenserneuernd. Auch Buddhismus und Hinduismus kennen eine reiche mit dem Lotos verbundene Symbolik. Die geöffnete Blüte ist ein Sinnbild der Schöpfung, die achtblättrige Lotosblume ist ein Symbol aller Himmelsrichtungen und damit zugleich ein Sinnbild der kosmischen Harmonie. Sie begegnet uns auch häufig als Meditationszeichen. Brahma wird meistens auf einem Lotosblatt, Buddha auf einer Lotosblüte bzw. aus ihre hervorgehend dargestellt. Das „Kleinod in der Lotosblüte“ (mani padme) ist das Nirwana, das bereits in der Welt anwesend ist. Die tausendblättrige Lotusblüte gilt heute noch als Symbol der Gesamtheit aller geistigen Offenbarungen. Die Verknüpfung des Lotos bzw. der Seerose mit Reinheitsvorstellungen reicht in etwas veräußerlichter Form bis ins europäische Mittelalter: da seine bzw. ihre Samen und Wurzeln als Mittel zur Beruhigung sinnlicher Triebe galten, wurden sie Mönchen und Nonnen als Medikament empfohlen.

MAIGLÖCKCHEN (Convallaria majalis) = Maiblume, Maischellchen, Maililie, Zauke, Zäupchen
Eine gegen zahlreiche Leiden verwendete Heilpflanze und häufiges Attribut Christi und Marias (auf Verkündigungsdarstellungen gelegentlich anstatt der Lilie); symbolisiert das „Heil der Welt“.

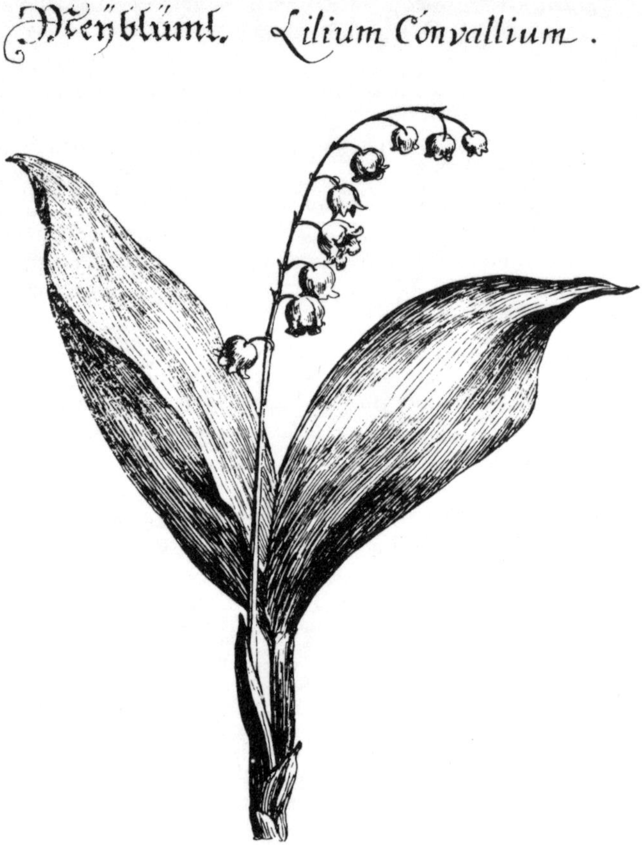

MALVE (Malva sylvestris) = Stockrose, Käsepappel
Bereits im Altertum galten die Blätter der Malve als das Zeichen einer Bitte um Vergebung. In der christlichen Kunst besitzt die Malve gelegentlich dieselbe Bedeutung.

MANDELBAUM (Prunus amygdalus)
Da der Mandelbaum in den Mittelmeerländern bereits im Januar in schönster Blüte steht, wurde er zum Symbol der Wachsamkeit (weil er früh „erwacht") und der Wiedergeburt. Seine Frucht, die von einer harten Schale umgeben wird, ist Symbol des Wesentlichen, Geistigen, welches hinter Äußerlichkeiten verborgen ist; auch Symbol Christi, weil seine menschliche Natur seine göttliche verbirgt, und daher auch das Symbol der Inkarnation. In der Antike galt die Mandel wie die Nuß wegen ihres beschützt geborgenen Kerns als Symbol der Schwangerschaft und Fruchtbarkeit und wurde daher bei Hochzeiten ausge-

streut. Da man den genießbaren Kern erst aus der Schale herausarbeiten muße, war sie auch Symbol der Geduld. Das aus der Mandel gewonnene Öl hatte bei den Griechen sexuelle Bedeutung, es galt als der Same des Zeus.

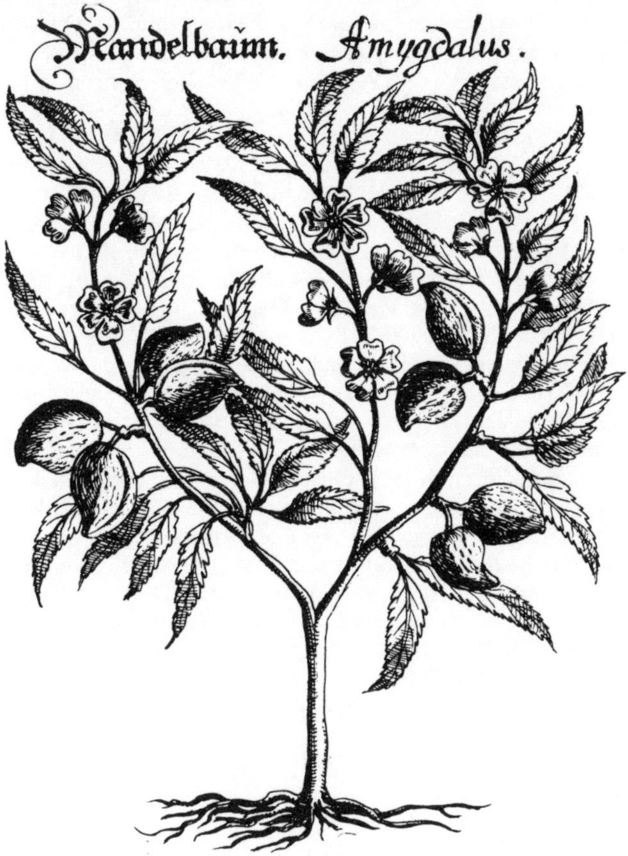

MANDORLA

Mandelglorie, mandelförmige Aureole, die auch an der symbolischen Bedeutung der Mandel teilhat; seit frühchristlicher Zeit hauptsächlich für Darstellungen des verherrlichten Christus und der Maria verwendet.

MANDRAGORA, MANDRAGOLA (Mandragora officinarum) – siehe auch Alraune

Dieses Nachtschattengewächs, in Südeuropa, Nordafrika und in verwandten Arten im Himalaya heimisch, wurde Jahrhunderte hindurch als giftiges (und auch vermeintliches) Heil- und Zaubermittel geschätzt und gefürchtet. Ihre mit den verzweigten Gabelungen menschenähnlich aussehende Wurzel, „der Alraun" oder „die Alraune", wurde bereits besprochen. Von den 6 bekannten Mandragora-Arten hat besonders die europäische und orientalische „Mandragora officinarum" als Halluzinogen (Bewußtseinsveränderung bewirkendes Mittel) in der gesamten traditionellen Magie eine große Rolle gespielt, infolge ihres Gehaltes an den Alkaloiden (Pflanzengiften) Hyoscyamin, Scopolamin, Atropin, Cuscohygrin und Mandragorin. Einige Hinweise auf Vorsichtsmaßnahmen beim Ergraben der hochgeschätzten Alraunwurzel: Wenn man beim Graben mit dem Eisen auf die Wurzel der Mandragora stößt, so muß man sofort innehalten, damit man sie nicht schneidet, denn dadurch könnte man „sein Glück zugrunde richten". Entweder man wird auf der Stelle gelähmt oder muß mit geistiger Verwirrung und Wahnsinn rechnen. In der Regel sind es erfahrene und solcher Dinge kundige Leute, die gewöhnlich als Hexen oder Zauberer gelten, die sich mit dem Ausgraben von der Mandragora beschäftigen. Dabei müssen sie, bevor sie die Pflanze oder einen Teil von ihr aus dem Boden reißen, auf die Erde 3 Groschen und ein Stück Brot legen, dann die Operation höchst vorsichtig vollbringen und nach alldem das Brot und Geld an Stelle der fehlenden Wurzel eingraben – ein Überbleibsel des altertümlichen, dem Erd- oder Pflanzengeist dargebrachten Opfers. Die auf solche Weise ausgegrabene Wurzel badet man zunächst in Milch, dann trocknet man sie aus und wickelt sie sorgfältig in Seide, wonach sie als wirklicher, tatkräftiger und einflußreicher Fetisch (magischer Gegenstand) in einer Schachtel im Hause aufbewahrt und gepflegt wird. Sie bringt nun dem Hause Glück, Reichtum und magischen Schutz, erteilt verschiedene Auskünfte, entdeckt Diebe usw. Merkwürdig ist auch die Wandlung, die der Mandragoraglauben auf galizischem Boden genommen hat. Die „Matraguna" der Rumänen in der Bukowina ist mit der Tollkirsche (Atropa belladonna) und ähnlich wirkenden Tollkraut (Scopolia carniolica) identisch. Aus diesen Kräutern werden Zaubertränke gebraut, die selbst den Tod herbeiführen können. Die Leute sagen dann: „Er hat die Matraguna bekommen." Der Trank ist so der wahre Lethetrank (Trank des Vergessens), wie er auch aus der echten Mandragora bereitet wurde. „Gib mir Mandragora zu trinken," sagte Kleopatra (Shakespeares „Antonius und Kleopatra" Akt 1, Szene 5) zu Charmian, „daß ich die Kluft der langen Zeit verschlafe, wo mein Antonius fort ist." Den galizischen Ruthenen ist die Mandragora eine geheimnisvolle Pflanze. Wer die „Matryguna" – wie sie genannt wird – besitzen will, muß nüchtern und andächtig im Feiertagsgewand um 12 Uhr mittags zu ihr gehen, ihr Geschenke anbieten, sie mit einem Zauberspruch beschwören . . . usw.

MARGARITE – siehe unter Orakelblume

MASSLIEBCHEN (Bellis perennis) – siehe unter Gänseblümchen

MAULBEERBAUM – (Morus alba, M. nigra)

Im alten China stand der Maulbeerbaum mit der aufgehenden Sonne in Zusammenhang. Pfeile, die von einem Bogen aus Maulbeerholz (oder mit dem Holz eines Pfirsichbaumes) in alle vier Himmelsrichtungen abgeschossen wurden, sollten böse Einflüsse vertreiben.

MELISSE (Melissa officinalis)

Der Melisse wird nachgesagt, sie wirke sich, am Abend genossen, besonders auf die Träume aus, und erzeuge besonders schöne und angenehme Traumbilder. So schreibt zum Beispiel Valentinus Kräutermann in seinem, im Jahre 1725 erschienenen „Curieusen und vernünfftigen Zauber–Arzt" über dieses Kraut: „Wenn man nach dem Abend-Essen/ da man bald schlafen gehen, von Melissen isset/ so kommen im Schlaffe allerhand Vorbildungen/ für/ die man sich nicht lustiger wünschen solte/ denn da siehet man Felder/ Lust-Gärten/ Bäume/ Blumen/ Wiesen/ und deucht einen das ganze Land sei grüne geworden/mit lieblichen angenehmen Schatten untermischt/ und wenn man umhersiehet/ so ist gleichsam die ganze Welt im Frühling." Vielleicht wird die Melisse deshalb auch als gute Medizin für die Nerven gerühmt. Schon Plinius bestätigt der Melisse eine nervenberuhigende Wirkung und hält sie für ein Specificum bei hypochondrischen und hysterischen Beschwerden.

MIMOSE (Mimosa spp.)

Weil sich die Blätter der Art Mimosa pudica schon bei leisester Berührung zusammenfalten, ist die Mimose ein Symbol der Empfindsamkeit und Schamhaftigkeit. Die Mimose ist wegen ihrer gelben Blüten ein Symbol des Lichtes und der Heilsgewißheit. (Häufig wird auch die echte Akazie, Acacia dealbata, als „Mimose" bezeichnet.)

MINZE – siehe unter Pfefferminze

MISTEL (Viscum album, Loranthus europaeus)

Sowohl in der antiken als auch in der nordischen Mythologie spielte die Mistel eine bedeutende Rolle. Ein Mistelzweig öffnet die Pforten der Unterwelt und schützt vor Zauberei und Krankheit. Die Schmarotzerpflanze ist in der alten wie auch in der nordischen Literatur bekannt. Bei den Germanen durfte sie bei keinem Zaubertrank fehlen. Nach der nordischen Göttersage soll sie dem Frühlingsgotte Balder den Tod gebracht haben. Balder, der Götter Liebling, fiel durch einen Mistelzweig (mistiltein), den der tückische Loki, dieser stets auf Böses sinnende Dämon im Reich der Asen, durch den blinden Hödur nach ihm schleudern ließ, wobei er sich im Flug in einen Pfeil verwandelte. Als besorgte Mutter hatte Frigg – die Gattin Wodans – alle Wesen unter Eid versprechen lassen, daß sie ihrem Sohn Balder, nachdem dieser unheilvolle Träume gehabt hatte, nicht schaden würden; nur die unbedeutende Mistel hatte sie nicht schwören lassen. Loki wußte ihr dieses Geheimnis zu entlocken, und das bedeutete Balders Tod. – Die auf Pappeln, Tannen usw. vorkommende Schmarotzerpflanze ist die allgemein bekannte Mistel, aus deren Früchte Leim gemacht wurde. – Plinius erzählt, daß „die Druiden (der Kelten) nichts so heilig hielten wie eine auf einem Eichenbaum wachsende Mistel". Sie vergötterten sie und durften sich ihr in der ergebensten und untertänigsten Weise nähern. Sie zogen Eichenhaine allen andern vor und vollzogen keine feierlichen Gebräuche ohne Eichenblätter. Sie bildeten sich ein, daß alles, was auf diesen Bäumen wächst, vom Himmel gesandt und ein Zeichen sei, daß die Gottheit diesen Baum besonders ausgewählt habe. Da die Mistel eine seltene und heilige Pflanze ist, wird sie mit vielen Zeremonien gesammelt. Das Einsammeln fand immer an dem sechsten Tage desjenigen Mondes statt, der

den Anfang der Monate und Jahre und die Zeitperiode von 30 Jahren bestimmt, welche die Druiden „ein Zeitalter" nennen; denn zu dieser Zeit hat der Mond genügend Einfluß und ist ungefähr halbvoll. In ihrer eigenen Sprache nennen sie diese Pflanze „All-heal" (All-Heil), und nachdem sie ein Opferfest unter dem betreffenden Baume vollendet haben, holen sie zwei weiße Stiere, deren Hörner zum erstenmal gebunden werden. Der Oberdruide ersteigt den Baum und schneidet mit einer goldenen Sichel die Mistel ab, die nun in ein weißes Tuch gelegt wird. Dann werden die Opfertiere geschlachtet und der Gottheit Gebete dargebracht. Die vier druidischen Abzeichen waren: der Klee bei der Frühlingssonnenwende, die Eiche bei der Sommersonnenwende, Kornähren bei der Herbstsonnenwende und Mistelzweige bei der Wintersonnenwende.
Kräutervater Bock erzählt in seinem Buch: „Dann etliche Magi (Magier) hielten/ es sollten die Misteln/ so auff den Eichenbäumen wachsen/ für alle presten nutz sein." Er gab der Mistel den lateinischen Namen „omnia sanantem", zu deutsch „Heilt alle schaden". Die Mistel hat im alten Volksglauben eine vielfache Bedeutung. Die Beeren der Mistel faßte man in Silber und trug sie um den Hals zur Abwehr böser Hexen. Aber auch die Hexen selbst bedienten sich der Mistelkerne, wenn es darum ging, Zaubertränke zu brauen. Gegen alle Krankheiten, die „angezaubert" wurden, wie zum Beispiel Krämpfe, Fallsucht, Veitstanz (Chorea Sancti Viti), Gicht und Fieber, war die Mistel ein vortreffliches Mittel. Vielfach wird die Mistel auch als Schutz gegen schädliche Erdstrahlungen verwendet. Man glaubte nämlich, nicht die Mistel sei eine Schmarotzerpflanze jener Bäume, auf denen sie wächst, sondern war vielmehr der Ansicht, sie könne nur dort gedeihen, wo eine negative Strahleneinwirkung vorhanden sei, und sie schütze daher den Baum, auf dem sie sich befindet, vor solchen „Erdstrahlen". Weiters vertrat man die Ansicht, daß niemals ein Blitz in einem Baum schlägt, auf dessen Zweigen sich eine Mistel befindet. Befindet sich die Mistel auf einem Haselstrauch oder einem Weißdorn, so wird erzählt, dann soll sich unter deren Wurzel ein Schatz befinden. In mehreren deutschen Gegenden gilt die Mistel allerdings als ein unheilvolles und schadenbringendes Gewächs, welches zum Zweck des Schadenzauber verwendet wird; sie wird daher in Tirol heute noch als „Drudenfuß" bezeichnet. In Skandinavien wird sie als Springwurzel und Wünschelrute gebraucht. In Schleswig-Holstein wurde sie gegen Alpträume benutzt und „Marentacken" genannt (dieses Wort ist von Nachtmar und takken = Zweig abgeleitet). Möglicherweise geht dieser Ausdruck auf die Meinung zurück, Misteln entwickelten sich ähnlich den Hexenbesen (das sind Wucherungen) auf Bäumen, auf denen sich der „Nachtmar" zum Ausruhen niedergelassen habe. Nach altem Glauben soll die Mistel insbesondere Hexen von Haus und Hof, von Menschen und Tieren ferngehalten haben.

MOHN (Papaver spp.)
Der Schlafmohn wurde bei den eleusinischen Mysterien der Demeter geopfert als Symbol der Erde, aber auch des Schlafes und des Vergessens. Ein Beweis dafür, daß diese aus dem Mittelmeerländern stammende Pflanze schon den Germanen bekannt war, erbrachten Ausgrabungen der Pfahlbauten, wo ein ganzer Mohnkuchen zum Vorschein kam. Nach altem Glauben erblühten die leuchtenden Blumen des wilden Mohns besonders häufig auf ehemaligen Schlachtfeldern, die aus dem Blute der tapferen Gefallenen entstanden waren. Wegen seines großen Samenreichtums galt der Mohn schon in der Antike als Symbol der

Fruchtbarkeit. Demeter, Aphrodite, Hera, Kybele wurden mit Mohnköpfen in der Hand dargestellt. Auf die magische Wirkung des Mohns bezogen, heißt es: Die schöne rote Mohnblume soll nie in ein Haus getragen werden, weil sie Unglück bringt, besonders aber Liebesleid.

MOLY

Ein „Kraut wider alle Zauberei". Wer dieses Kraut in botanischen Lehrbüchern sucht, wird es dort unter verschiedenen Namen oder gar nicht finden, weil es vielleicht nur in der Einbildungs- und Wunschwelt der Menschen existierte. Als berühmteste Zauberpflanze des klassischen Altertums taucht sie erstmals in Homers Heldenepos „Odyssee" auf. Es wird erzählt, wie der „göttliche Dulder" Odysseus auszog, seine Gefährten zu erlösen, welche die Zauberin Circe in Schweine verwandelte, genauso wie sie schon anderen Wolfs- und Löwengestalten gegeben hatte. Durch das Kraut Moly, das Hermes ihm gegeben hatte, war Odysseus als erster der göttlichen Hexe gewachsen. – Bei Theophrast, dem wohl bedeutendsten Schüler des Aristoteles, lesen wir in seiner Naturgeschichte der Gewächse: „Das Moly wächst in der Gegend von Pheneus und im Kyllene-Gebirge (in Arkadien). Man benutzt es zu giftwidrigen Mitteln und zu Zaubereien." Es soll gleich sein jenem, von dem Homer spricht, daß es „schwer auszugraben und zu finden sei". Dies bestätigt auch der römische Schriftsteller Plinius in seiner Naturgeschichte (Naturalis historia). Die Kräuterbücher des 17. und 18. Jahrhunderts, die sich bekanntlich auf viele Schriften antiker Ärzte und Botaniker stützen, gehen von der Annahme aus, es handle sich um eine Lauchart. Das geheimnisvolle Kraut Moly wurde oft als Meerzwiebel, Knoblauch oder als der „schwarze Nieswurz" gedeutet. In Wahrheit aber dürfte dieser „Zauberlauch" eine mythologische Erfindung sein. Der berühmte Kräuterbuchverfasser Adamus Lonicerus schreibt im Jahre 1679 über diese Pflanze in bezug auf Homer und Theophrast: „Nemlich / daß es hab ein schöne Milchweisse Blume / und ein schwarze Wurzel / welche mühselig außzugraben sey / solches sei von dem Mercurio dem Ulyssi gegeben worden / daß er unbeschädiget möchte seyn von der Zauberey der Circes / welche alle Menschen so zu ihr kommen / pflegte zu bezaubern und in unvernünfftige Thier zu verwandeln. Ihre Krafft und Tugend ist / daß sie wiederstehet und vertreibet alle Zauberey / so man sie bei sich trägt." *Allium moly* kommt im Westmittelmeerraum vor.

MONDRAUTE (Botrychium lunaria) = Walpurgiskraut

Die Mondraute galt den Alchemisten als eine „Gold- und Silberquelle". Der Kräutervater Bock bezeichnet sie als das „St. Walpurgiskraut". Von den slowakischen Mädchen wird die Mondraute entweder in den Gürtel eingenäht, damit sie von den Burschen umschwärmt werden, oder in den Stiefeln und an der Brust getragen, um beim Tanze nicht „sitzen zu bleiben".

In der Volksmagie wird sie vielfach als Liebesmittel angewendet.

MUTTERKRAUT (Tanacetum parthenium)

Dieses Kraut soll der griechischen Göttin der Weisheit heilig sein. Athene sei eines Nachts (im 5. Jahrhundert vor Christi) dem Perikles im Traume erschienen und habe ihm diese heilige Pflanze geoffenbart. Perikles habe dann damit einem seiner Sklaven, der sich durch einen Sturz vom Dach des Palastes schwere Verletzungen zugezogen hatte, das Leben gerettet.

MYRTE (Myrtus communis)
Dieser immergrüne, weiß blühende Baum oder Strauch galt den Juden als Symbol göttlicher Huld, sowie des Friedens und der Freude. In der Antike war die Myrte der Aphrodite heilig und daher ein Liebessymbol, aber auch ein Symbol der Unsterblichkeit. Im Gegensatz zum *Lorbeer,* der den Sieger nach blutigem Kampfe schmückt, war der Myrtenkranz ein Symbol für den auf unblutige Weise errungenen Sieg. Die Bräute in der Antike schmücken sich mit Kränzen aus Rosen und Myrten mit Bezug auf die Liebes- und Ehegöttin Aphrodite. Heute noch gilt ein Brautkranz aus Myrten häufig als Symbol der Jungfräulichkeit.

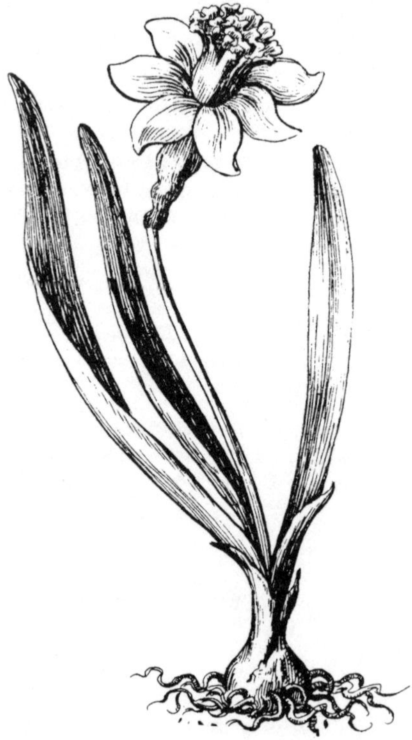
Merzenbecher, pseudo Narcissus luteus, pleno flore.

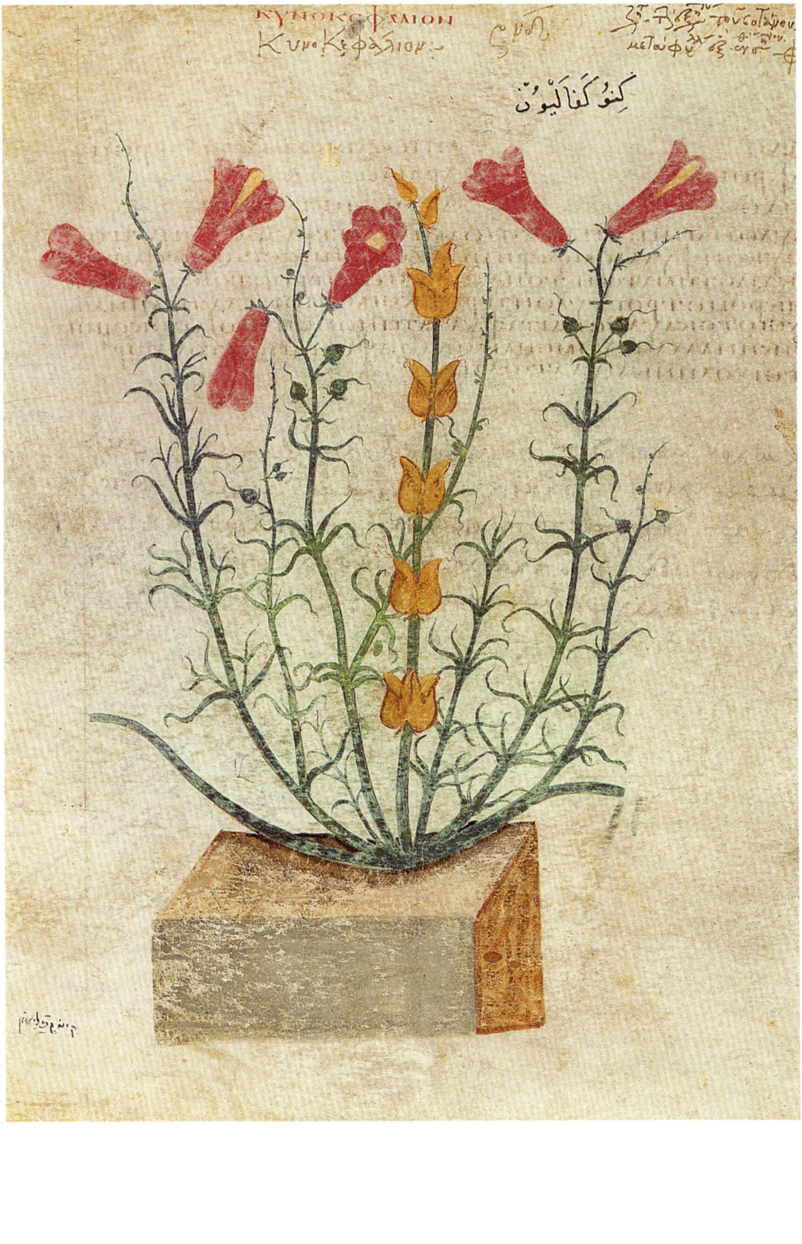
ΚΥΝΟΚΕΦΑΛΙΟΝ
Κυνοκεφάλιον
كِنُوكَفَالِيُونْ

LÖWENMAUL (Antirrhinum majus) – siehe Dorant

In Anlehnung an den deutschen Pflanzennamen bedeutete in der Blumensprache des 19. Jahrhunderts das Geschenk eines Löwenmäulchens „Dein muthwilliges Wesen wird sich einst bitter an dir rächen!“ . . . Das Pflanzenbild in dem alten Bildherbarium macht die Eigenschaft des sich bei seitlichem Druck öffnenden „Maules“ nicht restlos deutlich. Während die Kulturformen der sehr artenreichen Gattung heute nur dekorativen Zwecken dienen, rankten sich in der Antike abergläubische Vorstellungen um die hübsche Blume. Es hieß etwa, sie würde allein durch ihre Gegenwart alles Gift vertreiben, wenn man sie an einer Schnur um den Hals trage. Auch Schönheitsmittel (mit Lilienöl vermengt) wurden aus dem Löwenmaul hergestellt.

NARZISSE – (Narcissus spp.) – Osterblume, Osterglocke
Ein weitverbreitetes Amaryllisgewächs, welches in Griechenland symbolisch mit dem Schlaf in Verbindung gebracht wurde. Man pflanzt sie auf Gräbern zum Zeichen der Verwandtschaft des Todes mit dem Schlaf. Zeitweilig wurde sie auch als Sinnbild des Frühlings und der Fruchtbarkeit verstanden. In Asien sieht man in der Narzisse ein Glückssymbol, in Arabien verschiedentlich, wegen ihres geraden Stengels, ein Symbol für den aufrechten, nach Gottes Geboten handelnden Menschen. Wegen ihres lilienartigen Aussehens wurde sie auch in der mittelalterlichen Kunst als Mariensymbol gedeutet.

NELKE (Geum urbanum)
Die Form von Blatt und Frucht wurde bildhaft als „Nagel“ gedeutet und deshalb zum Symbol der Passion Christi. Daneben begegnet sie auch auf zahlreichen Verlöbnisbildern des späten Mittelalters und der Renaissance als Liebes- und Fruchtbarkeitssymbol.

NIESWURZ (Helleborus spp.)
Der Sage nach wurde Herakles durch die Nieswurz von einem Wahnsinnsanfall geheilt, desgleichen auch die rasenden Töchter des Königs Proitos; sie tranken die Milch der Ziegen, die das weißblühende Kraut gefressen hatten. Auch Horaz sagt in seinen Satiren (II, 3, 82), daß es den Wahnsinn heile, der sich auch in Geiz äußert: „Danda est ellebori multi pars maxima avaris“ – also eine Medizin allen Übels. Paracelsus machte zwischen der weißen und schwarzen Nieswurz einen großen Unterschied; die weiße soll „jung“ geheißen werden, während er die schwarze „die alte“ nennt. Dazu der große Naturheiler wörtlich: „Zwar haben die Wurzen einerlei Tugend / aber in derselbigen gespalten / also die junge nies wurzen / die allein den jungen füget / und gebraucht sol werden denen / die under fünfzig jaren seind / und jenigen / so nach den fünfzig jaren seind / den selbigen sol die alte nies wurzen gegeben werden.“

ODERMENNING (Agrimonia eupatoria A. procera) = Ackermenning, Leberklette, Steinwurz
Das Rosengewächs mit den gelben, aufrechten Blütentrauben ist eine alte Heil- und Zauberpflanze. Wer sie an einem Karfreitag mit einem „nichteisernen“ Werkzeug ausgräbt, dem verschafft sie Zuneigung und Liebe bei den Frauen.

OLIVENBAUM (Olea europaea) – Ölbaum
Diese alte Kulturpflanze hat reiche Symbolbedeutung. In Griechenland war sie der Athena heilig und galt als Symbol der geistigen Stärke und Erkenntnis. Da der Olivenbaum das Öl für die Öllampen liefert und deshalb dem Licht nahesteht, ist er ein Läuterungs- und Fruchtbarkeitssymbol. Wegen der lindernden Wirkung ihres Öles gelten die Olivenbäume auch als Zeichen der Versöhnung mit Gott und den Menschen. Altes Friedenssymbol.

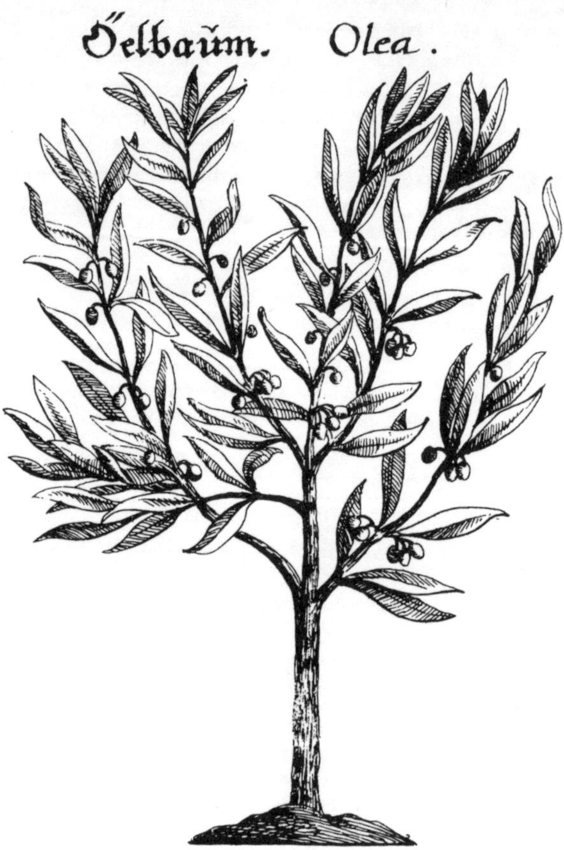

ORAKELBLUME (Leucanthemum vulgare) = Wucherblume, Gänseblume, Margerite
Sie galt schon in alter Zeit als „Blume der Unentschiedenheit". „Liebt mich – liebt mich nicht" war der früher am häufigsten beim Abrupfen gesprochene Spruch. Heute findet man ihn gewöhnlich so: „Er liebt mich – von Herzen – mit Schmerzen – ein wenig – oder gar nicht", erweitert. Aber auch andere Fragen mußte die Orakelblume beantworten. Sie entscheidet über den künftigen Beruf mit den Sprüchen: „Edelmann, Bettelmann – oder Bauer, „schließlich aber auch über die ewige Seligkeit: „Himmel – Fegfeuer – Höll . . ." Wie der Name Margarite (lateinisch margarita = Perle) andeutet, wurde die Pflanze mit der Perle und damit zugleich mit Tränen, aber auch mit vergossenen Blutstropfen verglichen. Auf christlichen Tafelbildern des Mittelalters weist sie daher häufig auf Christi und der Märtyrer Tod und Leiden hin.

ORCHIDEEN – siehe auch unter Knabenkraut

Diese Knabenkrautgewächse mit ihren hodenförmigen Wurzel-Knollen galten bereits im Altertum als Aphrodisiakum und Fruchtbarkeitssymbol. Man sah in den Wurzel-Knollen eine Lieblingsspeise der Satyrn, und verwendete sie häufig zum Liebeszauber. Die Orchidee soll angeblich vor Krankheiten und dem bösen Blick schützen, Glück im Spiel verleihen und reich machen. Bei den Chinesen war sie ein geeignetes Mittel anläßlich von Frühlingsfesten, böse Geister und Dämonen auszutreiben. Ein altes Liebesrezept aus dem 1. Jahrhundert nach Christus lautet: Ein wirksames Mittel, um die Liebesfähigkeit zu steigern, ist die Abkochung der Orchideenwurzel, weil die paarige Wurzel die Form von Hoden besitzt. Die größer und härtere wirkt stimulierend, die kleinere und weichere Wurzel, wenn sie in Ziegenmilch genommen wird, dämpfend auf die Gefühle.

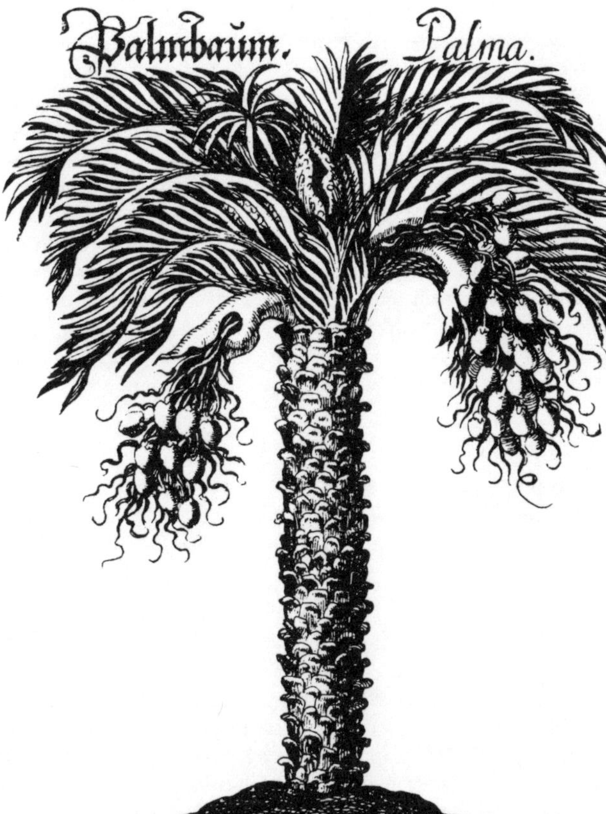

PALME (Arecacae)
Vor allem die Dattelpalme, die bis über 20 Meter hoch und bis zu 300 Jahre alt werden kann, galt bei den Babyloniern als Gottesbaum. Palmzweige sind ein weitverbreitetes Symbol für Sieg, Freude und Frieden. Die immergrünen Blätter der Palme sind außerdem ein Sinnbild für das ewige Leben und die Auferstehung. Bei den Griechen war sie, als Raum des Lichtes, Helios und Apollo geweiht und ihr griechischer Name, „Phönix", weist auf eine enge Beziehung zu diesem sagenhaften Vogel hin.

PÄONIE (Paeonia spp.) – siehe auch Pfingstrose
Gegen epileptische Anfälle wird angeraten, die Päonienwurzel auf der Herzgrube zu tragen. Diese Wurzel muß aber bei abnehmendem Monde, und zwar im Juli, an einem Sonntag in der Mittagsstunde, gegraben werden.

PAPPEL – Zitterpappel (Populus tremula); Schwarzpappel (Populus nigra), Silberpappel (Populus alba)
Die Zitterpappel ist wegen ihrer beim leisesten Windhauch zitternden Blätter ein Symbol des Schmerzes und der Klage, sie galt bei den Griechen als ein in der Unterwelt wachsender Baum und als Sinnbild der Totenklage. Um „feuerfest" zu werden, wird in einem alten Rezept angeraten: „Wenn du die Hände mit Pappeln- oder Bingelkraut-Safft schmierest / magst du ohne Schaden die Hände oder Finger / in heiß zerflossenen Bley stossen und rühren." Damit ein Mädchen oder eine Witwe ihren Zukünftigen im Traume sehen kann, muß sie einen kleinen Zweig von einer Pappel in ihre Strümpfe stecken oder diesen unter ihr Kopfpolster legen; das Bild ihres Liebsten wird ihr dann im Traum erscheinen. Ein altes magisches Mittel, um lange Haare zu bekommen, ist folgendes: „Bohre ein Loch in eine Pappel, stecke einige Haare hinein, verschließe es mit einem Keil, so bekommst du lange und gesunde Haare." Nach alter Sympathielehre glaubte man nämlich: Weil die Pappel schnell wächst, wachse auch das Haar schneller, wenn man zwischen dem Haar und einer Pappel eine magnetisch-sympathetische Verbindung herstellt.

PESTWURZ (Petasites spp.)
Alte Heilpflanze mit magischer Bedeutung. Die Slowaken sagen von ihr: Das Blatt der Pestwurz hat 9 Adern und 9 Kräfte und nützt daher gegen 9 Krankheiten.

PETERSILIE (Petroselinum crispum)
In Mähren macht das Kraut, wenn es zwischen dem 24. und 26. Juni gesät wurde, bei Kühen den Einfluß der Hexen unwirksam. In vielen Gemeinden bekommt das Kind am ersten Jahrestage seiner Geburt einen Petersilienkranz aufgesetzt, weil es dann die gefährlichste Zeit überstanden hat. Verbreitet ist auch der Aberglaube, daß eine aus der Erde gezogene Petersilienwurzel jener Person den Tod bringt, an die beim Einpflanzen gerade gedacht wird. Die ruthenische Braut in Galizien trägt auf dem Weg zur Kirche Brot und Petersilie, um dadurch böse Geister abzuhalten. Knoblauch und Petersilie bindet man auf das Leintuch, unter welchem die Wöchnerin liegt, um diese vor Zaubereien zu schützen.

PFAFFENSTIELKRAUT (botan. nicht identifizierbar!)
Gegen Augenflecken: Bekommen die Augen ein Fell oder Flecken, dann tue folgendes: „Bei dunklen Flecken nehme man ein Stückchen einer Wurzel vom Pfaffenstielkraut und hänge es bei abnehmendem Mond dem Patienten um den Hals."

PFEFFERMINZE (Mentha piperita) – siehe auch Krauseminze
Auf Grund ihrer stark aromatischen, ätherischen Öle bereits eine im Altertum bekannte Heilpflanze. Das stark duftende Pflänzlein hatte seit jeher große Aufmerksamkeit auf sich gezogen. So erzählt zum Beispiel Plinius von einem Manne Sabinus Tiro, der vorgeschrieben hatte, Minze niemals mit Eisen zu berühren. Auch galt das Abreißen dieser Pflanze als Frevel und brachte Unglück. Wem das Minzenkraut helfen soll – so berichtet Plinius weiter –, der muß neun Tage nacheinander von einem Minzenkräutlein im Garten essen, ohne es aus der Erde zu reißen. Der Sage nach wurde die schöne Minthe, die Geliebte des Hades, von Persephone in wilder Eifersucht zerrissen; als duftendes Kraut erschien nun ihr Leib wieder auf der Oberwelt. „Von dißem kreutlein Mentha schreiben die Poeten / daß es sey ein Jungfraw gesein / von dem Plutone lieb gehabt / und derohalben von der Proserpina verwandelt in ein kraut dises namens", schreibt Brunfels in seinem Kräuterbuch im Jahre 1532.

PFINGSTROSE (Paeonia spp.) = die Gichtrose – siehe auch Päonie
Für die Chinesen das Symbol des Reichtums und der Ehre. Das Altertum verwendete die Pfingstrose als Schutz gegen den Schabernack von Satyrn und Faunen. Im Mittelalter als Heil- und Zauberpflanze bekannt, wobei ihr Samen als Schutzamulett diente. Als „Rose ohne Dorn" ist sie ein beliebtes Mariensymbol auf mittelalterlichen Tafelbildern.
In der Magieheilkunde wurde die Pfingstrose gegen Fallsucht (Epilepsie) wie folgt verwendet: „Trage die Wurzel einer Pfingstrose bei dir. Die Wurzel muß aber bei abnehmendem Mond, an einem Sonntag im Juli, und zwar zur Mittagsstunde gegraben werden."
Nach Plinius handelt es sich um jene Zauberpflanze, welche der heilige Specht vor dem Abgepflücktwerden schützt.

PFIRSICHBAUM (Prunus persica)
Wegen seiner frühen Blüte unter anderem in China ein Symbol des Frühlings und der Fruchtbarkeit. In Japan ist die Pfirsichblüte ein Symbol der Jungfräulichkeit. Das Holz des Pfirsichbaumes, wie das des Maulbeerbaumes, galt in China als wirksames Mittel gegen böse Einflüsse; auch der Frucht wurden ähnliche Wirkungen zugeschrieben. Baum, Blüte und Frucht galten außerdem als Symbol der Unsterblichkeit.

PFLAUMENBAUM (Prunus domestica)
Im fernen Osten wegen seiner frühen Blüte, die noch am blattlosen Baum erscheint, Symbol des Frühlings, der Jugend und der Reinheit. Die Pflaume wird in der psychoanalytischen Traumdeutung gelegentlich als weibliches Sexualsymbol verstanden.

PILZE (Fungi)
In China Symbol des langen Lebens, aber auch Symbol der weisen Staatsführung (angeblich gedeiht der Pilz nur in friedlichen und geordneten Zeiten). In einigen Gegenden Afrikas und Sibiriens deutete man den Pilz auch als Sinnbild der (neugeborenen) Menschenseele. Die giftigen Pilze sind vor allem auf Grund ihrer berauschenden Wirkung begehrte Drogen, um Halluzinationen und Wunschträume zu erzeugen. Deshalb spielten sie auch bei der Herstellung von Zaubertränken, Hexen- und Flugsalben eine wichtige Rolle. Einer der bekanntesten Giftpilze ist der Fliegenpilz (Amanita muscaria). Die Bewohner des hohen Nordens, die Korjaken sammelten die giftigen Pilze im Herbst, um sie getrocknet im Winter bei feierlichen Anlässen zu essen. Nach Ansicht der Korjaken kann der Fliegenpilz die Zukunft enthüllen, wenn er vor dem Verspeisen mit einem Wunsch, der in ganz bestimmten Formeln auszusprechen ist, in Zusammenhang gebracht wird. Im Traume schauen sie dann, was sie zu wissen begehren.

PINIE (Pinus pinea)
Im Altertum Bezeichnung für viele zapfentragende Nadelbäume. Vor allem Fruchtbarkeitssymbol, wohl wegen der steten Produktion neuer Zapfen. In der christlichen Symbolik stand dieser in engem symbolischen Zusammenhang mit dem Lebensbaum, dessen Krone er mehrfach auf Darstellungen bildet.

PRIMEL – siehe unter Schlüsselblume

QUECKE (Agropyron repens)
Ein altes Zaubermittel gegen die Nesselsucht: Die juckenden Stellen werden mit Queckenwurzel eingerieben, danach wird das Kraut „ungesehen“ vergraben. Ein probates Mittel!

QUENDEL – Wildwachsende Thymian-(Thymus-)Arten
Der Quendel soll gegen alle Übel, die mit keiner gewöhnlichen Arznei behandelt werden können, ein vortreffliches Mittel sein, besonders gegen Krankheiten, die durch böse Einflüsse und dämonische Einwirkungen entstanden sind. Er wird auch wie viele andere Gewächse, die als „Unser Frau Bettstroh“ bezeichnet werden, zur Beigabe zum Strohsack (Marienbettstroh) verwendet. Dieses Bettstroh wurde im Mittelalter bei allerlei Erkrankungen, aber auch den schwangeren Frauen empfohlen. Der Quendel soll schädliche Erdstrahlen beseitigen und auf diese Weise Krankheiten heilen und Geburten erleichtern.

QUITTE (Cydonia oblonga)
Glückssymbol in der Antike und Symbol der Liebe und Fruchtbarkeit. Die Quitte war der Aphrodite (Venus) heilig. In Griechenland brachte die Frau bei der Hochzeit eine Quitte in das Haus ihres Ehemannes, als Symbol der erhofften glücklichen Ehe.

RHABARBER (Rheum spp.)
Ein Mittel gegen den Krampf: Man nehme die weiße Rhabarberwurzel, pulverisiere sie und fülle mit solchem Pulver ein viereckiges und ungefähr drei Daumen breites Säckchen von Leinwand. Man lasse dasselbe mit einem Faden dem Patienten an den Hals hängen, daß es an der Gegend des Magens unmittelbar die Haut berühre.

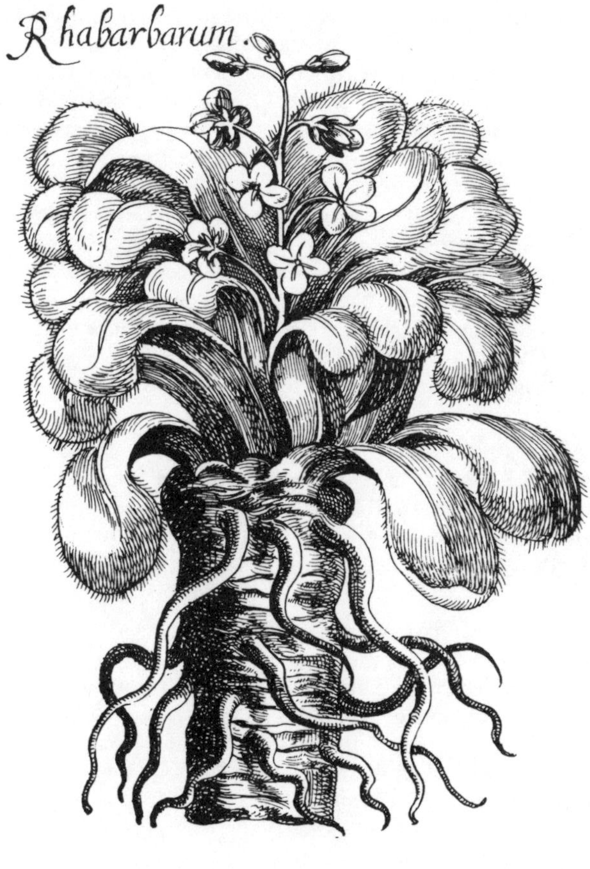

RAINFARN (Tanacetum vulgare) = die Pompelblume, Gürtler, Kraftwurz, Goldknopf
Korbblütler mit würzig duftendem ätherischem Öl. Eine alte Zauber- und Heilpflanze, welche, wenn sie am Maria-Himmelfahrts-Tage geweiht wurde, Schutz gegen Zauberer, Hexen und sogar gegen den Teufel verleihen soll.

RAUTE (Ruta graveolens) = Weinraute
Der deutsche Name der Raute ist allbekannt und uralt. Er findet in den Bezeichnungen von vielen deutschen Pflanzenarten: Ackerraute (Fumaria), Pockenraute, Geißraute (Galega), Wiesenraute (Thalictrum), Beerraute (Jasminum frutex), Mondraute, Leberraute (Osmundra lunaria), Helmraute, Hundsraute (Scrophularia canina), Mauerraute (Asplenium Ruta muraria) u. a. Das ganze christliche Mittelalter war sich weit und breit darüber einig, daß die geweihte Raute, in allen möglichen Formen ihrer Anwendung, selbst in Räucherungen und Bädern, das verläßlichste Mittel zu Beschwörungen und Austreibung des Teufels (Exorzismus) war. Die Raute war ein vorzügliches Zauberkraut: In die „Kindswiegen" gelegt, bewahrte es die Kinder vor dem „gegicht oder Fräsel". Hatten sie Bauchweh, so brauchte man nur einen Büschel Rauten in den Herd zu legen. War aber ein Kindlein gestorben, so gab man ihm Raute mit ins Grab, damit es nicht so schnell verwesen möge. Das Rautenkraut ist ein sicherer Schutz gegen den „bösen Blick" und dafür, daß einem der Teufel nicht schaden kann. Zu diesem Zwecke legte man den Toten Rautenbüschel, auch Totenkräutel genannt, in die Bahre. Diese „Weihkrautbüschel" schützen den Verstorben vor den bösen Mächten und verwandeln sich zu Gold, so daß die Toten „goldstrahlend" in den Himmel kommen. Die Neidraute, mit der man das Vieh öfters räuchern soll, damit ihm der Neid nicht schaden kann, besteht aus 9 einst auch geweihten Kräutern, worunter Weihkraut (Ruta) das vorzüglichste ist.

REBSTOCK – siehe unter Weinstock

RETTICH (Raphanus sativus)
Im Mittelalter hatte der Rettich eine vorwiegend negative symbolische Bedeutung; und zwar als Sinnbild für Zank und Streit. Da man ihm wie der Rübe eine Verwandtschaft zu bösen Geistern nachsagte, wurden Rettich und Rüben verschiedentlich geweiht und damit unschädlich gemacht.

RINGELBLUME (Calendula officinalis) = die Ringelrose, Gartenringelblume; Ackerringelblume (Calendula arvensis)
Ein Korbblütler mit goldgelben bis orangefarbenen, strahlenkranzähnlichen Blüten, wird im Volksmund auch Sonnenbraut genannt. Als Liebesrezept bestens empfohlen: trage die Wurzel der Ringelblume in einem violettseidenen Tüchlein bei dir, so bist du allen lieb und angenehm. Ein Mädchen soll die Erde aufgraben, wo der Mann ihrer Wahl seine Fußspuren hinterlassen hat. Die Erde wird nun in einen Topf gebracht und eine Ringelblume hineingepflanzt. Wenn dann die Blume blüht, wird sich auch die Liebe des Mannes entfalten, ob er nun will oder nicht.

RITTERSPORN (Delphinium spp., Consolida spp.) – Läuse- oder Stephanskraut
Ein Hahnenfußgewächs, das im Mittelalter wegen seiner sporenähnlichen Blüten mit dem ritterlichen Adel in Zusammenhang gebracht und deshalb als Symbol für ritterliche Tugenden empfunden wurde. Rittersporn soll den Mut stärken und vor hinterlistigen Angriffen schützen.

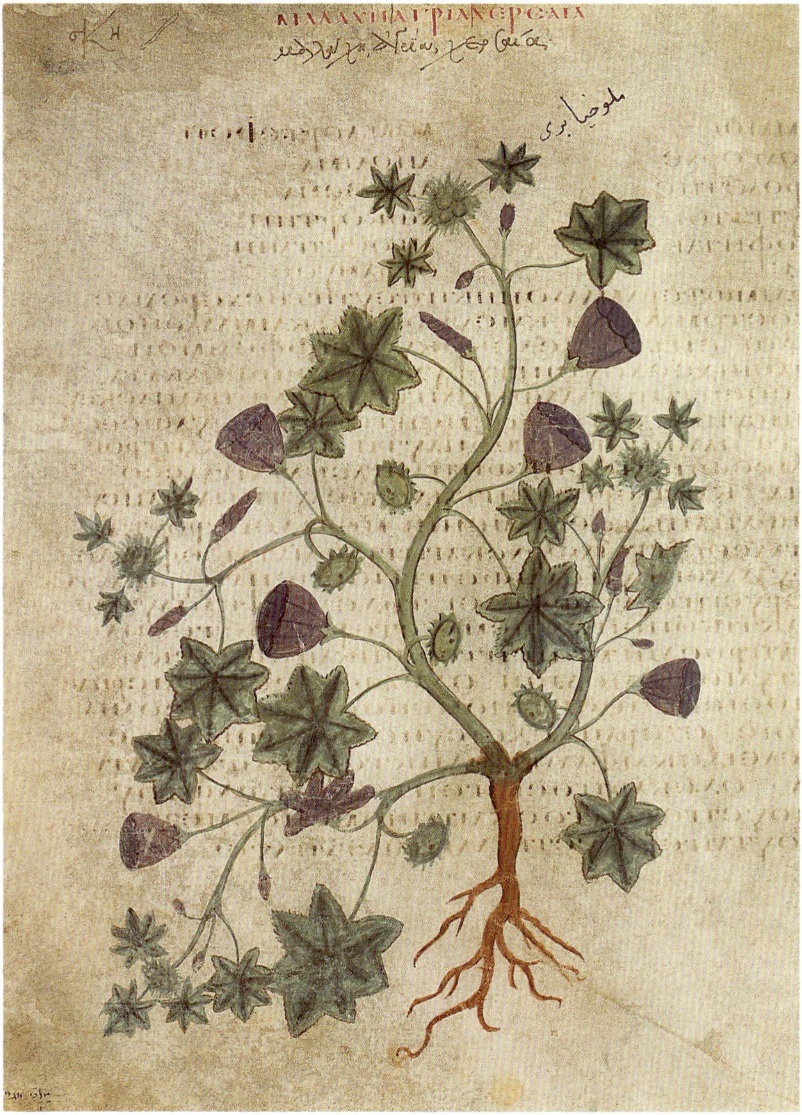
ΜΑΛΑΧΗ ΑΓΡΙΑ Η ΧΕΡϹΑΙΑ
ملوخيا برى

MALVE (Malva sp.)

Die wilde Malve, die Gerbstoff, Schleimstoffe und den Farbstoff Malvin enthält, wirkt in der Kräutermedizin „schleimhautschützend und entzündungshemmend". Im vorigen Jahrhundert wurden Malvenwurzel als Zahnbürstenersatz verwendet, eine Abkochung der Blüten und Blätter äußerlich mit Kompressen gegen Haut- und Augenentzündungen, innerlich gegen Leibschmerzen, Kolik und Verstopfung. In vielen Gurgelwässern waren Extrakte aus der Malve enthalten. Die scheibenförmigen, abgeflachten Früchte erinnern an Käselaibe – daher der Name Käsepappel. Die Hochschätzung der Malve, die kaum jemals in einem Bauerngärtchen fehlte, drückt sich auch in der alten Blumensprache aus. Darin wird ihr die folgende Aussage beigelegt: „Ich schätze dich als theuersten Freund!"

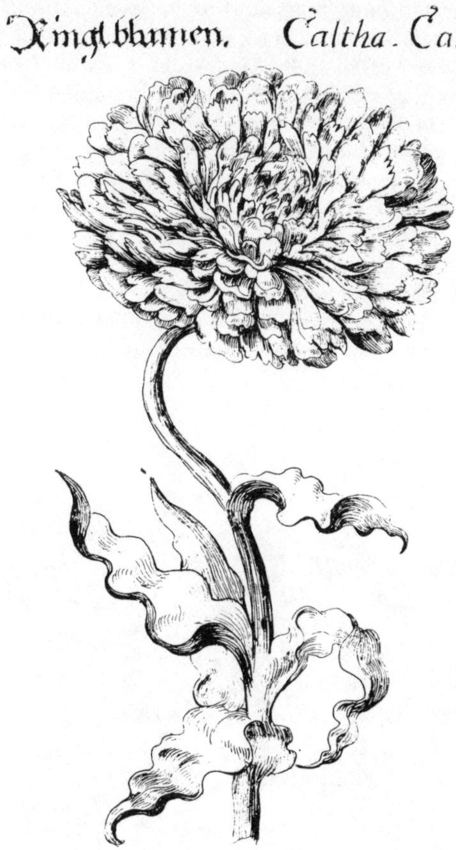

ROBINIE (Robinia pseudacacia) – siehe unter Akazie

ROSE (Rosa spp.) – siehe auch Hundsrose
Bei den Ägyptern war die Rose das Symbol der Vollkommenheit, in der griechischen Mythologie dasjenige der Schönheit. Geöffnet und vollkommen entfaltet, repräsentiert diese Blume den Abglanz der Frau in der Fülle ihrer Reize. Als geschlossene Blume, als Knospe, bezeichnet sie das junge Mädchen, das noch nicht die vollkommene Schönheit ihres Geschlechtes erreicht hat. Anakreon nennt die Rose „Ehre und den Zauber der Blumen, die Lust und Sorge des Frühlings, die Wollust der Götter". Auswüchse der wilden Rosen waren früher ein Mittel gegen Unfruchtbarkeit. Im Abendland spielt die Rose eine ähnlich bedeutende Rolle wie der Lotos in Asien. In der Antike war die Rose der Aphrodite (Venus) geweiht. Die rote Rose soll aus dem Blut des Adonis entstanden sein,

sie war ein Symbol der Liebe und Zuneigung, der Fruchtbarkeit und auch der Verehrung gegenüber den Toten. Wegen des symbolischen Zusammenhangs mit dem Blut Christi ist sie zugleich auch ein Symbol der mystischen Wiedergeburt. Da die Rose im Mittelalter ein Attribut der Jungfrauen war, ist sie auch ein Mariensymbol; außerdem ist die rote Rose das Symbol göttlicher Liebe. In der Alchemie spielte die siebenblättrige Rose eine Rolle als Sinnbild komplexer Zusammenhänge; so zum Beispiel der 7 Planeten mit den entsprechenden Metallen und verschiedener Schritte innerhalb alchemistischer Operationen usw. Heute ist die rote Rose fast ausschließlich ein Liebessymbol. Als Liebes- und Orakelblume wird über die „Königin der Blumen" folgendes geschrieben: Ein Mädchen pflückt am Tag der Sommersonnenwende eine Rose, verwahrt sie bis zum Weihnachtsfest und steckt sie zum Kirchgang an; dann wird der zukünftige Gatte erscheinen und sie ihr von der Brust nehmen. *Oder:* Ein verliebter junger Mann muß am Johannismorgen (24. Juni) zwei Rosenblätter von einer Blüte mit den Lippen ergreifen, die sich in derselben

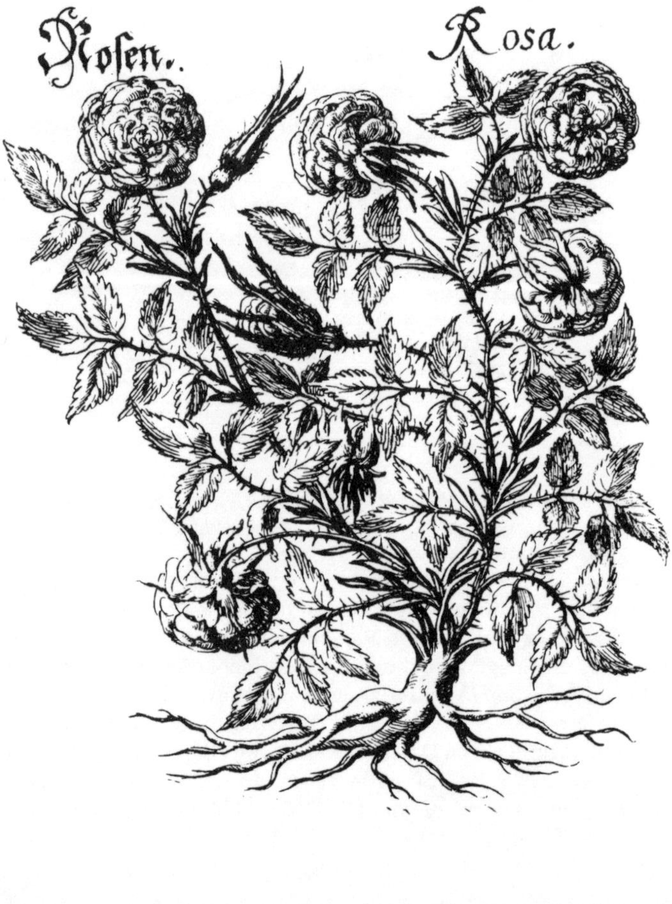

Nacht geöffnet hat, und diese dann mit den Lippen zum nächsten Bach tragen. Trennen sich die beiden Blätter, gibt es noch keine Hochzeit; schwimmen sie gemeinsam den Bach hinunter, kommt die Ehe zustande.

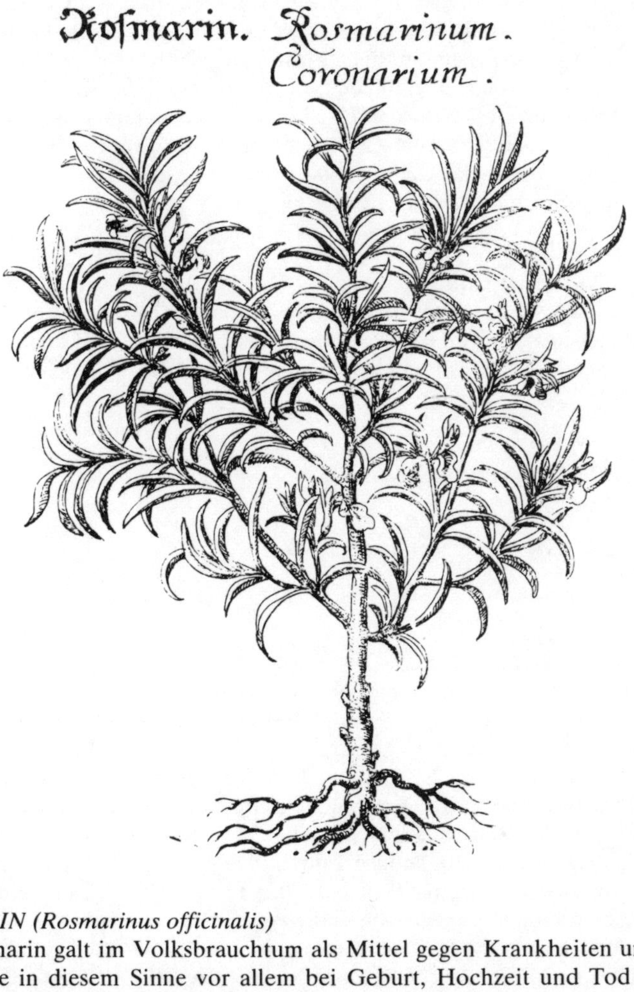

ROSMARIN (Rosmarinus officinalis)
Der Rosmarin galt im Volksbrauchtum als Mittel gegen Krankheiten und böse Geister und wurde in diesem Sinne vor allem bei Geburt, Hochzeit und Tod verwendet. Als kräftige, immergrüne Pflanze ist der Rosmarin außerdem ein altes Liebes-, Treue- und Fruchtbarkeitssymbol, sowie als Totenpflanze ein Sinnbild der Unsterblichkeit. Der Brautkranz wurde früher, bevor man ihn aus Myrten flocht, oft aus Rosmarin gewunden.

„Rosmarin und Thymian wächst in unserm Garten, Jungfer Ännchen ist die Braut, soll nicht länger warten." Dieser Vers deutet darauf hin, daß der Rosmarin als Brautschmuck Verwendung fand. Das Rosmarinstöcklein spielte bei allen Ereignissen eine Rolle. Starb der Hausvater, so mußte es „angeklopft" werden, wie man es bezeichnete, damit es nicht auch verwelken müsse. Manchmal stellte man es auch an einen anderen Platz. Man durfte zwar mit einem Rosmarinzweigerl das Weihwasser sprengen, doch niemals es dem Toten mit in das Grab geben; denn die ganze Pflanze würde verdorren. – In Belgien gilt der Rosmarin als Symbol des Lebens; hier bringt nicht nicht der Storch die kleinen Kinder zur Welt, sondern sie werden aus einem Rosmarinstrauch geholt. Auch in Zukunftsfragen konnte man sich an dieses Pflänzchen wenden: In Böhmen stellten sich die Burschen an fließendes Wasser und warfen Rosmarinzweige hinein; etwas tiefer am Bach standen die Mädchen; wer nun mit viel Geschick ein Zweiglein auffing, wurde die künftige Braut. Nur träumen durfte man nicht davon: „Ich hab' die Nacht geträumt wohl einen schweren Traum, es wuchs in meinem Garten ein Rosmarinbaum."

RÜBE (Brassica rapa) – Stoppelrübe
Ein Mittel wider die Gicht: Man legt Erde auf das leidende Glied und läßt sie so lange darauf liegen, bis sie ganz erwärmt ist. Dann tue man sie in einen Topf und pflanze eine Rübe hinein; sowie diese wächst, nimmt die Gicht ab und verliert sich (nach einem alten magischen Rezept).

RÜHRMICHNICHTAN – siehe unter Mimose

SAFRAN (Crocus sativus) – siehe auch unter Krokus

SALBEI (Salvia officinalis)
Der Legende nach soll die Mutter Maria mit dem Jesukind, als sie vor Herodes flüchten mußte, alle Blumen des Feldes gebeten haben, ihr zu helfen, keine aber gewährte ihr Obdach. Da neigte sie sich zu dem Salbei und siehe, hier fand sie Zuflucht. Unter seinen schützenden Blättern versteckte sie sich und das Kindlein vor den Landsknechten des Herodes. Diese gingen vorüber und sahen sie nicht. Als die Gefahr überstanden war, kam die Mutter Gottes hervor und sprach zum Salbei: „Von nun an bis in alle Ewigkeit wirst du eine Lieblingsblume der Menschen sein. Ich gebe dir die Kraft, die Menschen zu heilen von jeder Krankheit; errette sie vom Tode, wie du es auch an mir getan hast." Seither blüht das Kräutlein allezeit zu der Menschen Heil und Hilfe. Ein alter Spruch aus dem Regimen Sanitatis Scholae Salernitanae", einer Sammlung von den Merkversen aus der Zeit um 1300, fragt: „Cur moriatur homo, cui Salvia crescit in hort?" – „Warum soll der Mensch sterben, dem Salbei im Garten wächst?" Doch leider lautet die Antwort: „Contra vim mortis non est medicamen in hortis." Auf deutsch: „Gegen den Tod ist kein Kräutlein gewachsen." Der Name selbst schon erzählt von der hohen Wertschätzung der Pflanze; ist doch Salvia vom lateinischen salvare = heilen, salvere = gesund sein, abzuleiten.

Konrad von Megenberg sprach von der „salvei“ und fügt hinzu: „Daz kraut haizet auch ambrosia deorum (Götterspeise).“ Der auffallende Duft stempelte es zu einem Zauberkraut.

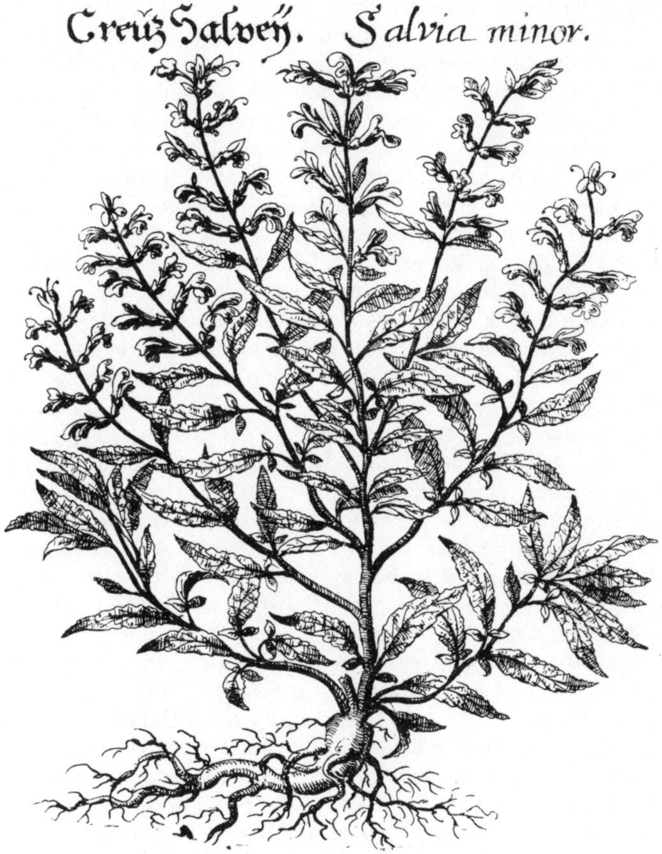

SCHAFGARBE (Achillea millefolium agg.)
Weil sie das plötzliche Versiegen der Milch beheben soll, heißt sie auch „Milchschelm“. Bei den Römern wurde sie als Symbol des Schlafes auf den Sarkophagen abgebildet. Die Schafgarbe wird in der Volksmedizin als blutstillendes Mittel verwendet. Die französische Namensbezeichnung „herbe de Saint Joseph“, geht auf die Legende zurück: Als sich der heilige Josef bei seiner Zimmermannsarbeit eine blutende Verletzung zuzog, brachte ihm das göttliche Kind die Schafgarbe, die seine Wunden schloß und das Bluten stillte. Plinius

berichtet: Achilleus heilte mit dieser Pflanze Thelephos, den König von Mysien, und so erhielt dieses Kraut den lateinischen Namen Achillea. – Das chinesische I-Ging-Orakel bedient sich trockener Schafgarbenstengel.

SCHIERLING (Conium maculatum)

Der Giftbecher, der Sokrates gereicht wurde, soll aller Wahrscheinlichkeit nach Schierlingssaft (gemischt mit Laudanum und Wein) enthalten haben. Wie von Plinius zu erfahren ist, benutzten die Griechen normalerweise diese Mischung, um zum Tode Verurteilte aus dem Weg zu räumen. Der Schierlingsbecher war hauptsächlich für politische Missetäter bestimmt; aber auch um Selbstmord auszuüben, der bei den Alten erlaubt war, nahm man den Saft dieser Pflanze. Nur die schlimmsten Verbrecher wurden gezwungen, Akonitin – das Gift des Sturm- und Eisenhutes, zu trinken, welches einen weitaus schmerzhafteren Tode zur Folge hatte. Im antiken Griechenland war der Schierling der Mondgöttin Hekate geweiht, der Herrscherin und Beschützerin all dessen, was sich in der Dunkelheit verbirgt. Von jeher war sie die mächtige Schutzherrin und Ratgeberin der Hexen – sowohl bei Giftmorden als auch bei allen anderen „Hexenkünsten". Doch die Hexen verwendeten den Schierling für weitaus Wichtigeres als nur für Giftmorde; sie machten ihn zu einem wesentlichen Bestandteil ihrer Flugsalben. Chemische Experimente erbrachten den Beweis, daß das Gift des Schierlingssaftes – vor allem aber das Coniin – in kleinen Mengen eingenommen oder in die Haut gerieben, das Gefühl erzeugen kann, durch die Luft zu gleiten. Kräutervater Bock faßte im 16. Jahrhundert seine Meinung so zusammen: „In summa was von hitz kumpt / mag diß kraut / safft und wasser hinder schlagen / den schmerzen stillen und zum Schlaf verhelfen." Er erzählt auch von einem „ehrlich weib", das einstmals aus Versehen Schierlingswurzeln mit „Pestnacken" (Pastinak) gekocht und gegessen haben. Da fing sie an „doll und betrunken zu werden/ begert über sich zu steigen und zu fliegen." Er gab ihr einen Trunk Essig, worauf sie wieder „friedig und still ward". Dioskurides dagegen empfahl als Gegengift einen Schluck ungemischten Weines. Das gefürchtete Kraut – so heißt es – habe eine gute Freundin, die finstere Kröte, die unter seinem Schatten hause und auch dort „ihr Gift" einsauge. Nach einem alten Rezept von Valentinus Kräutermann (1725), ein glühend Eisen in der Hand zu halten ohne Schaden zu nehmen: „Nimm den safft vom Schierling / so kann dir nichts heisses schaden." – Die Zigeuner verwendeten früher Körner, in Schierlingssaft getaucht, um Hühner oder Vögel zu fangen. Die Tiere wurden von dem Gift für kurze Zeit betäubt und konnten daher gut eingefangen werden. – Der Schierling stand auch in dem Ruf, die geschlechtliche Potenz zu vermindern; aus diesem Grunde wurden auch gelegentlich die Hexen beschuldigt, den Männern die Potenz geraubt zu haben, um sie an der „fleischlichen" Liebe zu hindern. Als Gegenmittel bei einer angezauberten Liebe war der Schierling ein zwar gefährliches, aber wirksames Rezept, das Verlangen nach einer Person „abzutöten".

SCHILFROHR

Weil es im Winde schwankt, ist es das Sinnbild des Wankelmutes und der Schwäche, wegen seiner Biegsamkeit aber auch gelegentlich Symbol der Flexibilität. Nach den mythologischen Vorstellungen des Schintoismus begann die Weltschöpfung damit, daß überall Schilfrohr aus den Urwassern hervorsproß. Weil die römischen Soldaten Jesus verspotteten, indem sie ihm ein Zepter aus Schilfrohr in die Hand gaben, ist es auch verschiedentlich ein Attribut auf Ecce-homo-Darstellungen.

SCHLEHE (Prunus spinosa) = Schwarzdorn, Schlehdorn

Schlehenmoos, in die Schuhe gelegt, soll gegen die weibliche Bleichsucht helfen, ebenso gegen Nasenbluten, wenn man es über den Bauch legt. Schlehe ist ein uraltes Volksheilmittel, das namentlich fruchtbar und unfruchtbar machen sollte, wie man es eben haben wollte. Der Schwarzdorn, wie diese Pflanze noch bezeichnet wird, spielt eine ähnliche Rolle wie die Haselnuß; wie diese hat sie auch die Fähigkeit, die rutenbewegenden Kräfte aufzuheben und gegen allen „Zauber" wirksam zu sein. Ein alter merkwürdiger Brauch ist es, die Milch mit einer Schlehdornrute zu schlagen, wenn sie beim Buttern sich nicht ausrühren, also die Butter nicht abscheiden lasse; damit soll die Hexe, die der Butter schaden wollte, vertrieben werden.

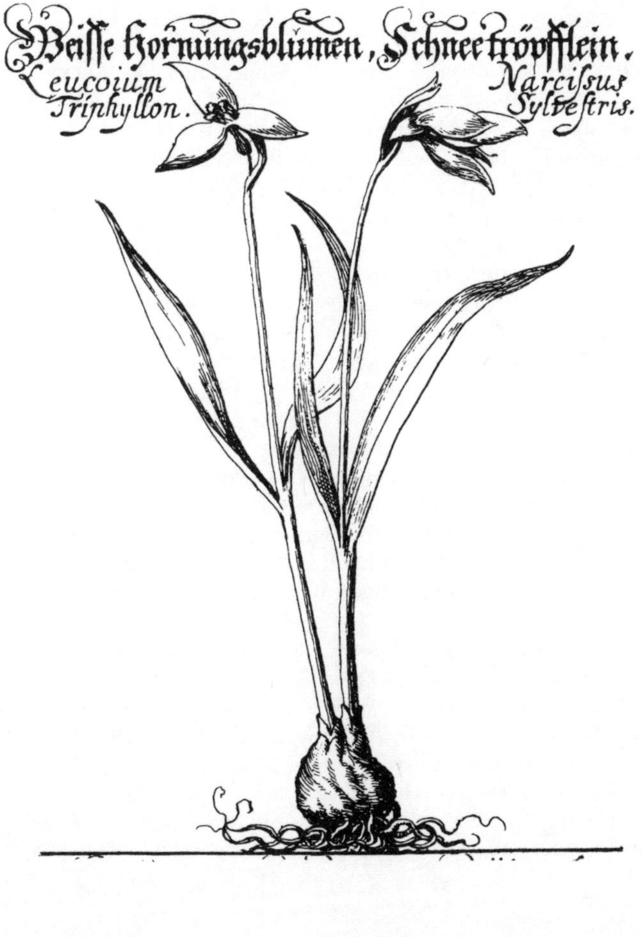

SCHLÜSSELBLUME (Primula spp.) Apothekerprimel, Primel (Primula officinalis)
Diese Frühlingsblume, mit den gelben Blütendolden auf kräftigen Stielen und schlüsselähnlichem Aussehen, war der Muttergöttin Frija geweiht. Im Mittelalter Heil- und Zauberpflanze, insbesondere galt sie als magischer Schlüssel zum Heben verborgener Schätze, welche sich im Erdreich befinden. Sie gilt als Frühlingssymbol, weil sie den Frühling „aufschließt“ und ihr Anblick trübe Wintergedanken vertreiben soll; ebenso als Mariensymbol, da Maria durch ihren Sohn Jesus Christus den Menschen das Himmelstor aufschließt. Der Volkskundler Dr. Kronfeld schreibt über diese Blume: Wenn ich die schönblühende, zwergige Alpenblume unter den Zauberkräutern anführe, so geschieht dies, weil ich vermute, daß sie mit dem Schwindelkraut identisch ist, dessen sich Seiltänzer von jeher als Geheimmittel bedienten. Saltarino erzählt von einem Seiltänzer, der im Jahre 1649 kopfüber in die Seine stürzte, als er von dem Turme von Nesle nach dem Turme Grand Prévot ging. Vielleicht vergaß er, vorher jene Wurzel zu kauen, welche seine Berufsgenossen vor Schwindel sicherte. Er hatte aber wenigstens vorsichtshalber sein Seil über den Fluß gespannt.

SCHNEEGLÖCKCHEN (Galanthus nivalis) = Schneeflöckchen, Schneekröpfchen
Neben der Himmelsschlüssel eine der ersten Frühlingsblumen, daher Sinnbild der Hoffnung. Auf den Tafelbildern des Mittelalters Marien-Attribut, da wir Maria die „Geburt der Hoffnung“ verdanken. Kaum erscheinen die Blätter nach der Schneeschmelze, graben die Slowaken die Zwiebeln aus und geben sie den Kühen, damit ihnen Hexen und Zauberer die Milch nicht wegnehmen.

SCHNECKENKLEE (Medicago arborea)
Diese Pflanze wurde in Niederösterreich häufig in den Gärten der Arbeiter gezogen und als Beschreikraut verwendet. Die kleinen Kinder wurden mit diesem Kraut beräuchert, um vor negativen Einflüssen sicher zu sein.

SCHÖLLKRAUT (Chelidonium majus) = Goldwurz, Warzenkraut
Ein Mohngewächs mit gelblichem Milchsaft; früher vielseitiges Heilmittel. Aus dem goldgelben Saft versuchten manche Alchemisten Gold zu machen. Der Name der Pflanze leitet sich von dem griechischen Wort für Schwalbe (chelidon) her, da nach dem Volksglauben der Antike und des Mittelalters die Schwalben ihre Jungen durch den Saft des Schöllkrautes sehend machten. Daher hat das Schöllkraut auch die symbolische Bedeutung: sehend zu machen, von der geistigen Blindheit zu heilen und Lichtbringer zu sein. Der Volksglaube sah in der Pflanze die Macht, Streit zu schlichten, wenn man sie bei sich trug. Deshalb ist sie auch ein Symbol der Einigkeit und Zufriedenheit. In der Volksmedizin wurde sie zum Vertreiben von Warzen verwendet. Ihr Saft wird bei abnehmendem Mond auf die Warzen geträufelt; dies wird so oft wiederholt, bis die Warzen verschwinden. Bei zahnenden Kindern wird die „Goldwurz“, welche an einem Freitag während des Gebetläutens ausgegraben wird, in ein Leinensäckchen eingenäht und unter das Bett des Kindes gelegt. Eine wichtige Vorschrift: Man darf sie nicht mit der bloßen Hand berühren. Wenn man Goldwurz über einen Kropf legt, einen Teil in den Rauch hängt und ihn nach vier Tagen wieder herunternimmt, trocknet der Kropf zugleich mit der Wurzel ein.

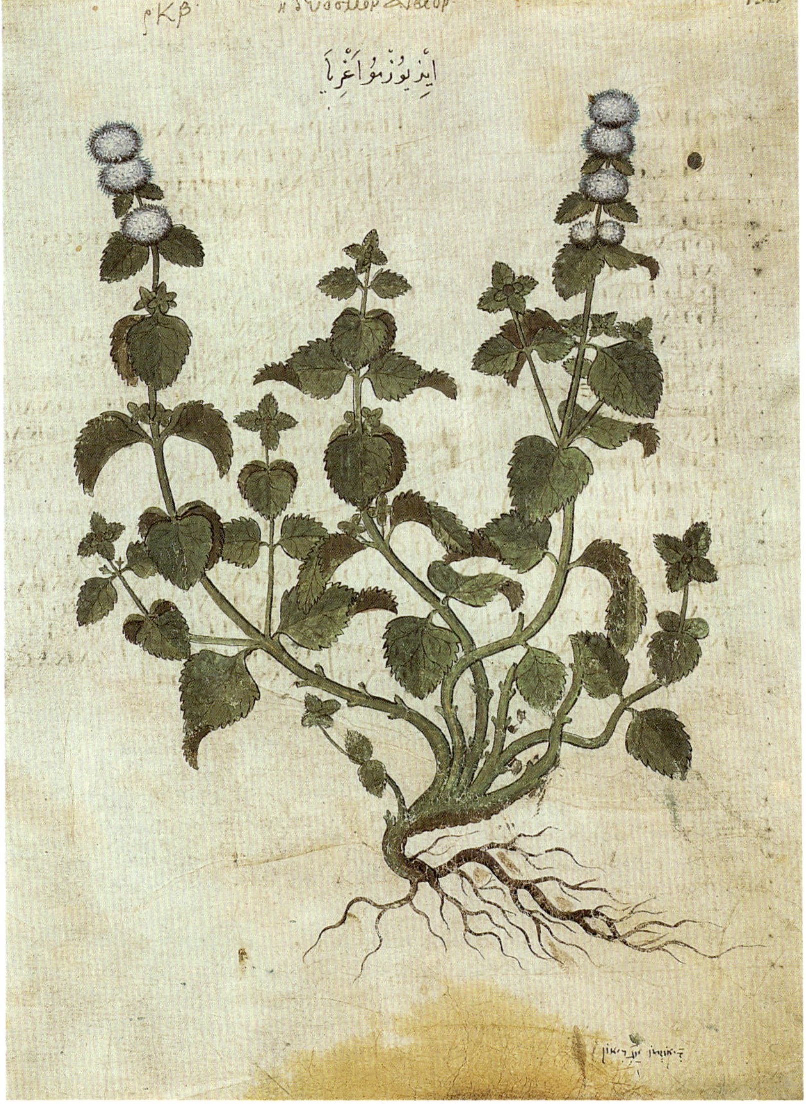
ρκβ
132.

MINZE (Mentha sp.) – Pfefferminze?

„Ein heilsam kräutlein ist die Münz und dienet wol / daß man sie zum gebrauch auffheben fleißig soll / Also ist Gottesforcht ein sahmen welcher gibet / auffnehmen und gewalt, wol dem der sich drin übet!“ dichtete im 17. Jahrhundert moralisierend der Poet W. H. Freiherr von Hohberg. „Fleißig aufgehoben“ wird die Pfefferminze heute wie vor vielen Jahrhunderten. Schon im alten Ägypten war sie hochgeschätzt, und sie fehlte auch in keinem Bauerngärtchen Mitteleuropas. Die Pfefferminze gilt als „magenfreundlich, krampflösend, und sie verhindert die Bildung von Blähungen“, wie Volksheilbücher lehren. Die alte Blumensprache freilich unterlegt ihr eine unfreundliche Aussage: „Falsche Herzen, wie es deines sind, finde ich zur Genüge!“

SCHWERTLILIE (Iris spp.)

Der griechische Name Iris ist in der griechischen Mythologie die Verkörperung des Regenbogens, der als Sinnbild der Versöhnung zwischen Gott und den Menschen betrachtet wird. Seit altersher wird diese Pflanze mit ihren schwertförmigen Blättern, wegen ihrer Heilkraft geachtet und als Marienattribut verehrt. Als Zauberpflanze soll sie gegen heimtückische Angriffe schützen und alles Böse in „die Flucht“ schlagen.

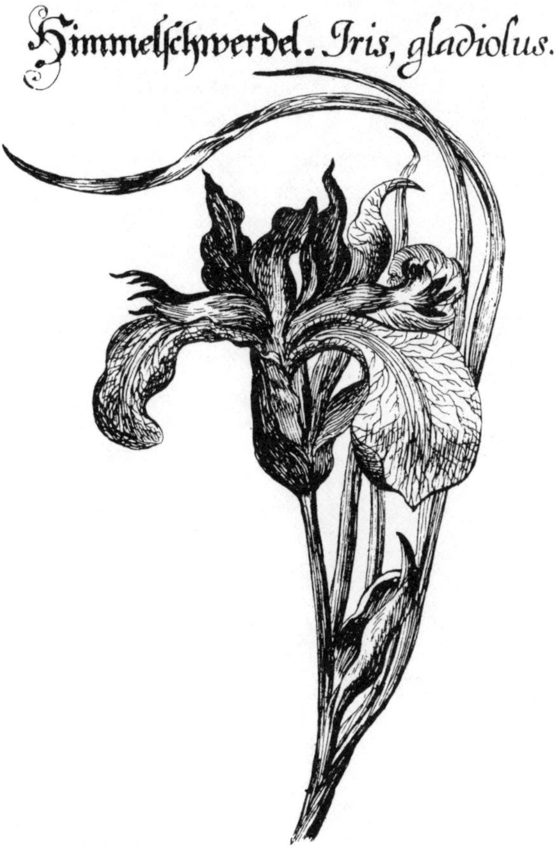

SEEROSE (Nymphaea spp.); Gelbe Teichrose = Nuphar spp. – siehe auch unter Lotos

Die „Seeblume“, gesammelt in dem Moment, wo die Sonne in das Zeichen des Krebses tritt und an der Mitternachtsluft gedörrt, ist ein Mittel wider den Schwindel, wenn man dieses Kraut an die Wand hängt und es nur ansieht (ein altes magisches Rezept).

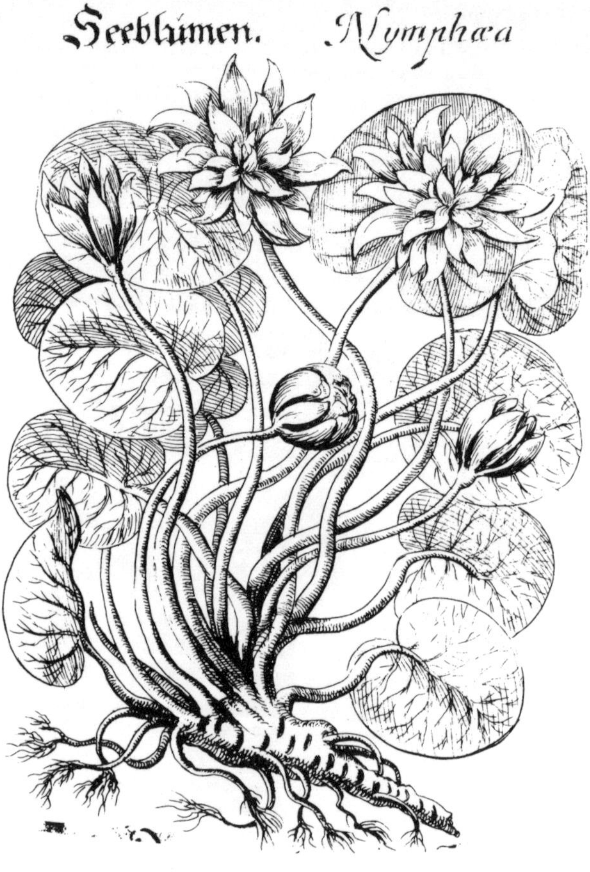

SESAM (Sesamum indicum)
Die Samen des Sesam galten in China und im alten Orient als lebensverlängernde und den Geist stärkende Nahrung. In den Geschichten aus 1001 Nacht soll die Zauberformel „Sesam öffne dich" bewirken, daß sich die Schatzhöhle auftue und ihren Schatz preisgebe. Vielleicht erhielt der Sesam deshalb seine magische Bedeutung – an verschlossene Schätze heranzukommen –, weil man erst nach Aufbrechen der Samenkapsel zu den geschätzten Samen gelangen kann.

SELLERIE (Apium graveolens)
Bei den Neugriechen ist die Sellerie eine Glückspflanze. Sie wird nebst Knoblauch im Zimmer aufgehängt und den kleinen Kindern als Talisman umgebunden.

SEMPERVIVUM – siehe unter Hauswurz

SILPHIUM
Die Alten schrieben dieser botanisch nicht eindeutig identifizierten Pflanze wunderbare Eigenschaften zu: sie war ein Universalgegengift, sie heilte bösartige Wunden, machte die Blinden sehend und die Greise jung. Diese Pflanze begegnet uns auf verschiedenen Abbildungen der Antike. Das Silphium der alten Griechen war eine wohlriechende Pflanze, welche in der Landschaft Kyrene gedieh und als einer der größten Reichtümer dieses Landes sogar mit Gold aufgewogen wurde. Die Römer verwendeten den eingedickten Saft von Stengel und Wurzel; er bildete das kostbare Lasarpicium der Römer.

SONNENBLUME (Helianthus annuus)
Wegen ihrer strahlig angeordneten Blütenblätter und ihrer goldgelben Farbe sowie wegen ihrer Eigenschaft, sich stets der Sonne zuzuwenden, galt die Sonnenblume in verschiedenen Kulturen als Sonnen- und Hoheitssymbol. Das Christentum sah in ihr ein Symbol der Gottesliebe, ein Symbol der Seele und auch des Gebetes.

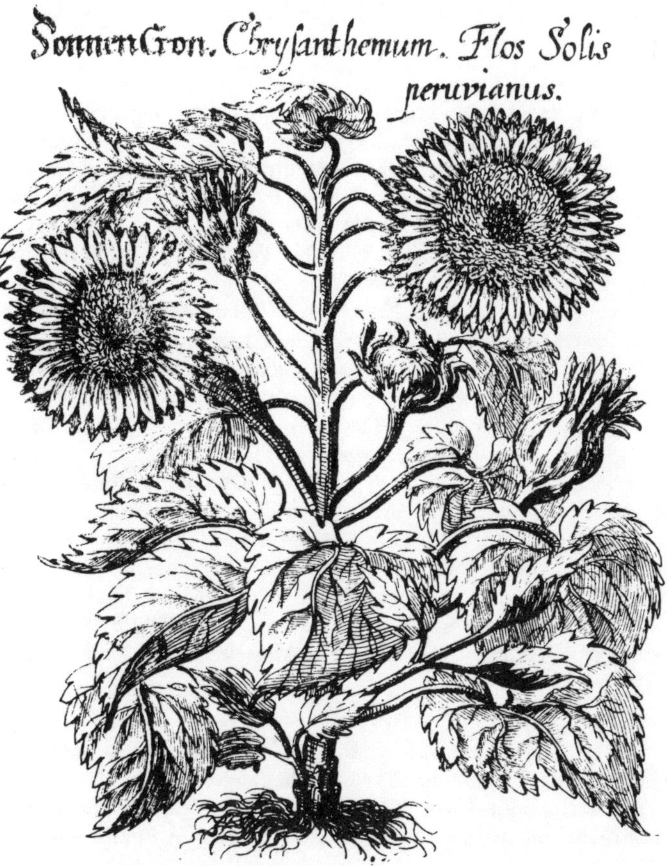

SONNENBRAUT – siehe unter Ringelblume

SONNENTAU (Drosera spp.)

Die Drüsenhaare der auf Mooren wachsenden kleinen Insektenfresserpflanze scheiden in Tropfenform einen klebrigen Saft aus, in dem manche Alchemisten den Stoff zur Bereitung der Goldtinktur und des Lebenselixieres gefunden zu haben glaubten. Der Chemiker Arnaldus von Villanova, der gegen Ende des 13. Jahrhunderts als Professor in Barcelona lebte, später aber von der Inquisition wegen seines Bundes mit dem Bösen vertrieben wurde, trug wesentlich zum magisch-alchemistischen Ruf dieser Pflanze bei. Nach seiner Flucht, die in Italien endete, destillierte er aus der „Drosera" sein berühmtes „Goldwasser", das wider alle Krankheiten dienlich sein sollte. Frank sagt von dem einst gegen Schwindsucht sehr gerühmten Kräutlein: „Man macht verschiedene Amuletta aus dem Kraut / hänget solches in schwerer Geburt auf den Bauch / den Wahnwitz zu vertreiben / hänget es man an den Hals / und die Zahnschmerzen zu stillen / hält man es im Munde." Nach dem Glauben der galizischen Ruthenen soll der Sonnentau bei Hexereien unentbehrlich sein.

SPITZWEGERICH (Plantago lanceolata) – siehe auch unter Wegerich

Diese uralte germanische Heilpflanze, die einst ebenso verbreitet gewesen zu sein scheint wie heute, trägt schon in ihrem Namen die Bedeutung „Wegbeherrscher". Ein angelsächsischer Heilsegen, der neun Pflanzen anruft und sich in einer Handschrift – vermutlich aus dem 11. Jahrhundert stammend – befindet, wendet sich an den Wegerich und lautet an dieser Stelle in deutscher Übersetzung: „Und du / Wegerich / Mutter der Pflanze / offen nach Osten / mächtig im Innern / über dich knarren Wagen / über dich ritten Frauen / über dich schrien Bräute / über dich schnaubten Farren / allen widerstandest du / und setzt dich entgegen / so widerstehe du auch dem Gift und der Ansteckung / und des Übels / das über das Land dahinfährt." Von den spätmittelalterlichen Kräuterweisen wird von allerlei geheimnisvollem Zauber, den man mit diesem Kräutlein trieb, berichtet, und in vielen alten Büchern werden diese Rezepte wiederholt. So heißt es im Dioskurides, daß man die Wurzel des Wegerichs gegen Drüsenschwellung um den Hals hängen ließ, und Brunfels (1534) sagt: „die weiber henken soliche Wurzeln den Kindern um den Hals für die kröpff". Tabernaemontanus fügt hinzu, daß man die Kröpfe auch durch „Wegerich mit Salz überlegt" vertreibt. Der alte Kräutervater Bock aber erzählt: „Wenn eine Kröte von einer Spinne gestochen wird, eilt sie zum Wegerich; damit wird ihr geholfen." Bei Fieber grabe man einen Stock Spitzwegerich aus (samt den Wurzeln), hänge ihn 48 Stunden zwischen die beiden Schulterblätter und werfe ihn danach in ein fließend Wasser, so ist einem geholfen – berichtet ein altes Rezept über den Wegerich in der Volksmedizin.

SPRINGWURZ

Die Springwurz, auch Spechtwurzel genannt, ist eine sagenumwobene Pflanze, deren botanische Gattung nicht bekannt ist. Es wird daher angenommen, daß sich hinter diesem Namen ein Phantasiegebilde verbirgt und diese Pflanze gar nicht existiert. Jedenfalls waren sich die Kräuterforscher darüber nicht einig, um welche Pflanzenart es sich handelt, sofern es sie überhaupt gibt. Die alten Folianten aus dem 17. Jahrhundert nannten sie „Spechtwurzel“, weil alten Überlieferungen zufolge der Specht diese Wurzel vor menschlichen Zugriffen schützen soll. Dieser Vogel wisse, wo die Springwurzel wachse und welche Bewandtnis es mit ihr habe. In einem alten Zauberbuch wird deshalb angeraten: Man gehe im Frühjahr auf die Suche nach einer Spechthöhle und versperre das Einschlupfloch im Baum mit einem Holzkeil, und zwar dann, wenn der Specht gerade auf Futtersuche ist. Wenn der Specht zurückkommt und seine verschlossene Höhle vorfindet, wird er sich eine Springwurzel besorgen, mit der er den Holzkeil berührt, worauf dieser aus dem Loch „herausspringt“. Wer nun diese Wurzel, nachdem sie der Specht fallen läßt, noch bevor diese den Boden berührt, auffängt, der besitzt mit diesem wundertätigen Kraut einen „Schlüssel“, welcher ihm alle verschlossenen Türen und Schlösser öffnet. Von der Springwurz wird auch berichtet, daß sie – in der rechten Tasche getragen – nicht nur gegen Messerstiche und Verletzungen sicher mache, sie mache den Träger auch „kugelfest“, heißt es. Andere Quellen erzählen, der „Glückssucher“ müsse einen roten Mantel oder ein rotes Tuch unter dem Baum, auf dem der Specht mit der Springwurzel seine Höhle öffnet, ausbreiten. Der Vogel sei dann der Meinung, es handle sich um ein Feuer, und lasse vor Schreck die Wurzel fallen. In dem Zauberbüchlein Salamonis steht über die Springwurz: Der Springwurzel spricht man eine ähnliche Wunderkraft zu wie der Alraunwurzel. Ja, sie soll direkt der Zauberschlüssel sein, welcher die Türen aller Schatzkammern öffnet.

STECHAPFEL (Datura stramonium)

Der in den mittelalterlichen Liebestränken oft verwendete Stechapfel enthält wie die Tollkirsche Atropin und ist ebenfalls sehr giftig. Aus seinem Samen wurden Liebestränke gemischt, Salben gekocht und Räuchermittel hergestellt, die die Sinne benebelten. Kein geringerer als der berühmte Philippus Aureolus Bombastus von Hohenheim, genannt Theophrastus Paracelsus (1493–1541), hat das Geheimnis dieser Pflanze ergründet und die genaue Dosierung ihrer Anwendung samt ihrer Wirkung beschrieben. Das aus dem Stechapfel gewonnene Stramonium gilt heute als Asthmamittel, wobei von manchen Patienten angegeben wurde, daß sich als Nebenwirkung Potenzsteigerung und erotische Träume einstellten. Auch der Stechapfel war Bestandteil mancher mittelalterlichen Hexensalbe. Im Orient wurden und werden Stechapfelgewächse und Mandragora auch zu Tabaken verarbeitet, deren Rauch sexuelle Traumbilder erzeugt, ähnlich dem bekannten Rauschmittel Opium und Haschisch oder dem Schnupfmittel Kokain. Ein altes Liebesrezept aus dem 15. Jahrhundert besagt: Das Kauen der Fruchtkörner des Stechapfels versetzt Liebende in Ekstase (dieses Rezept dürfte aber nicht ungefährlich sein!). Es ist sicher, daß Tausende und Abertausende, die den schrecklichen Tod als Hexen oder Hexer nach durchgeführtem Inquisitionsverfahren gefunden haben, ihre so verhängnisvolle „Besessenheit“ von den gefährlichen Zauberpflanzen hatten. In allen ihren Hexensalben fanden sich giftige und narkotische Substanzen. Es liegen Originalrezepte für Hexensalben in der Literatur vor, die es begreiflich erscheinen lassen, daß die damit bestrichene Unglückliche „einen tiefen natürlichen Schlaff und unterschiedlichen Phantaseyen (hat), darin die Hexe vor lauter Tanzen, Fressen, Sauffen, Musik und dgl. träumt, also daß sie vermeynet, sie sei geflogen“. (Valvasor – in seiner „Ehre des Herzogtums Crain“, Laibach 1689). Trotz ihrer Gefährlichkeit wurden Stechapfelzubereitungen regelmäßig in Liebestränken verwendet. Sie waren, wie sich ein Verfasser einer Schrift über diese Pflanze ausdrückte, „ein Mittel der Hurenwirte, schlimmer Mädchenverführer, entarteter Buhlerinnen und frischer Wollüstlinge“, wenn es galt, den Widerstand eines Opfers zu brechen, es gegen dessen Willen sexuell zu erregen und möglicherweise so weit zu bringen, daß es am Ende das Bewußtsein verlor. Diese Art von Mißbrauch verlieh der Pflanze letztlich den Namen „Liebes-Zwinger“ oder „Zauberkraut“, was deshalb zutreffend ist, weil sie eben zu jenen Kräutern gehörte, die von den Hexen bei der Zubereitung ihrer Flugsalben verwendet wurden. Die meisten antiken Schreiber fürchteten den Stechapfel und warnten ihre Leser vor ihm. Er enthält ein tödliches Gift!

STECHPALME (Ilex aquifolium)
Keine Palme – heißt auch: Schradlbaum – als Abwehr gegen Alp- oder Schrattldruck (Incubus). Mit der Palmweide zusammengebunden, heißt sie „Schrattlgatterl“. Die Stechpalme (Ilex aquifolium) und der Efeu (Hedera helix) waren heilige Pflanzen der Druiden. – Der Sage nach erhielt jene Palme, mit welcher der Heiland bei seinem Einzug in Jerusalem begrüßt wurde, Stacheln, zur Erinnerung an den Verrat, der an Christus begangen wurde.

STEINBRECH (Saxifrage spp.)
Niedrige, meist auf Steinen wachsende polsterförmige Pflanze, die auch in Spalten und Ritzen eindringt, weshalb man ihr früher nachsagte, Felsen sprengen zu können. Mit Bezug darauf erscheint sie als Symbol für den auferstandenen Christus, vor dem „die Felsen zerspringen“.

STEINKLEE (Trigonella caerulea) = Schockzieher oder Käseklee, Siebengeruch
Der Geruch dieses Krautes ist je nach Witterung, bald stärker, bald schwächer und trägt den Namen „Neidklee“ in Oberösterreich. Man räuchert damit die Ställe, um das beschrieene Vieh zu heilen. Blüten von Meliloten und vom Wegwart (Cichorium intybus) legen sich die Mädchen drei Nächte hintereinander unter das Kopfkissen, damit sie im Traume den ihnen bestimmten Bräutigam sehen. (Alter botan. Artname: Melilotus.)

STOCKROSE – siehe unter Malve

STORCHENSCHNABELKRAUT (Geranium robertianum oder andere Arten) = Stinkender Storchenschnabel, Ruprechtskraut
In der Volksmedizin wird das Storchenschnabelkraut bei Schwerhörigkeit gerühmt: „Dieses Kraut wirkt als Zugmittel bei Schwerhörigkeit, wenn es in einem kleinen dünnen Säckchen ins Ohr gestopft wird. Es muß allerdings nach Gebrauch (alle drei Tage erneuert) in fließendes Wasser geworfen werden.“

STRAUSS
Ein Blumenstrauß, als Verbindung vieler, oft auch verschiedener und verschiedenfarbiger Blumen, ist ein Symbol der Einheit und Vielheit.

TAMARISKE (Tamarix spp.)
Der weibliche Baum oder Strauch mit den schuppenähnlichen Blättern und häufig ährenähnlichen Blütenständen galt in China als Unsterblichkeits-Symbol; sein Harz daher als lebensverlängernde Droge.

TASCHENKRAUT – siehe unter Hirtentäschelkraut

TAUBNESSEL (Lamium album)
Im „Curieusen und vernünfftigen Zauber-Arzt" von Valentinus Kräutermann aus dem Jahre 1725 heißt es: „Nimm taube nesseln / wenn sie noch grün seyn / und thue diesselben in des Krancken-Wasser / (Urin); bleiben sie grün / so ist es ein Zeichen / daß er wieder gesund werden wird / werden sie aber dürr und nicht faul / so stirbt er." Diese Empfehlung gab man, mittels der Taubnessel die bevorstehende Genesung oder den baldigen Tod festzustellen.

THYMIAN (Thymus serpyllum) – siehe unter Quendel

TEUFELSABBISS (Scabiosa succisa) = St.-Peters-Kraut
Die Wurzeln des „Teufelsabbiß" dient vor allem zum Bannen des Teufels. Man muß es sich aber um Mitternacht vor dem Johannistage holen; denn nur dann hat der Teufel die gefährlichen Wurzeln noch nicht abgebissen. Wie Praetorius in der „Gestriegelten Rockenphilosophie" zu erzählen weiß, hat der Teufelsabbiß zu Johannis bis 12 Uhr nachts ganze Wurzeln: „So muß der Teufel in dem Moment, da die Mitternacht vorbei ist, gleichsam so schnell wie der Blitz in die Erde, als eine Schermaus oder Maulwurf herumreiten und die Wurzeln abfressen." Ein sympathetisches Mittel: „Vom Teufelsabbiß nehme man 4–5 Wurzeln, zerschneide sie, hänge die Stücke an einen Faden auf den bloßen Hals. Sobald sie eintrocknen, werden die Augen besser. Hernach wirft man die Wurzeln in fließendes Wasser." Dieses Mittel soll gegen alle Augenleiden helfen. In der Steiermark wurde der Teufelsabbiß in manchen Apotheken als Zaubermittel geführt. Verendet ein Stück Vieh im Stalle, so nimmt man einen beliebigen Teil von demselben und mengt es mit Salz unter das Futter des anderen Viehes. Das „Morsus Diaboli" soll ein weiteres „Stürzen" (Verenden) des Stallviehes verhindern. Lonitzer (1557) schreibt: „Dann man sagt / daß der Teuffel die Nutzung / oder besondere Krafft dieser Wurtzeln dem Menschen mißguenne / und stuempffe oder beisse sie derwegen in der Erden ab." Der Name Teufelsabbiß dürfte wohl daher stammen, daß die Wurzelstöcke tatsächlich so aussehen, als ob sie von unten abgebissen worden wären. „Wer die Pflanze bei sich trägt" – heißt es im „Gart der Gesundheit" –, dem „kann der dufel keyn schaden zufügen. / Auch mag ym keyn zauberey geschaden von den bösen wyben." Damit sind natürlich die Hexen gemeint.

TOLLKIRSCHE (Atropa belladonna) = Wolfskirsche, Belladonna
Die Tollkirsche stand stets im Dienste der Liebe und Schönheit. Ihr alter volkstümlicher Name „Belladonna" weist wahrscheinlich darauf hin, daß die Damenwelt im Süden in früheren Zeiten mit Wasser verdünnten Tollkirschensaft (der Atropin enthält) zur Er-

weiterung ihrer Pupillen benutzten. Ein Liebesrezept aus dem 16. Jahrhundert besagt: Der Extrakt der Tollkirsche (Atropa belladonna), in starker Verdünnung und winziger Menge genommen, steigert bei Frauen die sexuelle Erregung. Unter die Augenlider geträufelt, verleiht er „seelenvollen Glanz“. Die Tollkirsche fand auch Verwendung bei der Zubereitung von Zaubertränken und Hexensalben. Wenn ein Mädchen in Bukowina einem Burschen gefallen und beim Tanz das erste sein will, muß es an einem Sonntag im Fasching mit seiner Mutter, in Sonntagskleidern angetan, ins Feld gehen und in einem Leinensäckchen Brot, Salz und Branntwein mitnehmen, eine Tollkirschwurzel ausgraben und ihre mitgebrachten Sachen an jener Stelle zurücklassen. Aus dem Nachhauseweg muß es dann die Wurzel auf dem Haupte tragen; sodann wird die gewünschte Wirkung nicht ausbleiben, erzählt Kronfeld.

TRAUBENKIRSCHE (Padus avium) = Elsebeere, Ahlkirsche, Elfenbeere, Kitschbaum, Silberregen
Das Holz gilt als zauberkräftig und die Hexen können es nicht leiden. Wer eine Rute vom Baum am Karfreitagmorgen abgeschnitten hatte und mit ihr zur Kirche ging, konnte alle Hexen erkennen. Ein Kreuz vom Holz der Elfenbeere hält den Teufel fern und macht den Träger unsichtbar.

TRAUERWEIDE (Salix x sepulcralis, Salix alba), Salix babylonica = siehe unter Weide

TÜPFEL-HARTHEU (Hypericum perforatum) – Johanniskraut (s. d.)
Die goldgelben Blüten und die strahlenförmigen Staubgefäße haben seit altersher den Vergleich mit winzigen Sonnen nahegelegt; ein zur Sonnenwende (24. Juni) wie geschaffenes Symbol. Das Hartheu blüht an sonnigen Waldrändern, und man munkelt von ihm, daß es nicht nur Krankheiten heilen, sondern auch Hexen und Dämonen vertreiben könne (daher auch der Name „Teufelsflucht“). In einer Sammlung abergläubischer Geschichten aus dem 16. Jahrhundert, die als „Rockenphilosophie“ bezeichnet wurden, kann man nachlesen, wie das Tüpfel-Hartheu zu seinem Artnamen „perforatum“ (durchlöchert) gekommen ist. Schuld an den „durchlöcherten“, in Wahrheit wegen der zahlreichen Öldrüsen nur so aussehender Blätter, habe der Teufel. Er sei schlecht auf die Pflanze zu sprechen gewesen, weil sie seine Pläne immer wieder durchkreuzt habe. Einmal, so eine alte saarländische Volkssage, habe das Hartheu einem Mädchen Schutz geboten, als es von dem liebeshungrigen Leibhaftigen verfolgt wurde. In seiner Not habe sich das schöne Kind am Waldrand auf einen dort wachsenden Hartheustrauch gesetzt und war gerettet. Der um den Lustgewinn gebrachte Teufel habe die Blätter des Krautes daraufhin vor Wut mit lauter Nadelstichen durchlöchert. Paracelsus rühmt noch vor dem Erscheinen der „Rockenphilosophie“ die Fähigkeit des Hartheus, Wunden zu heilen. Er empfahl aber auch, das Hartheu bedarfsweise den Geisteskranken über das Bett zu hängen, in das Kopfkissen einzubinden oder einen Kranz daraus zu flechten und oft daran zu riechen, als Mittel gegen die „dollen fantaseien / die den Menschen in Verzweiflung bringen / und nicht durch den teufel / sondern von natur“.

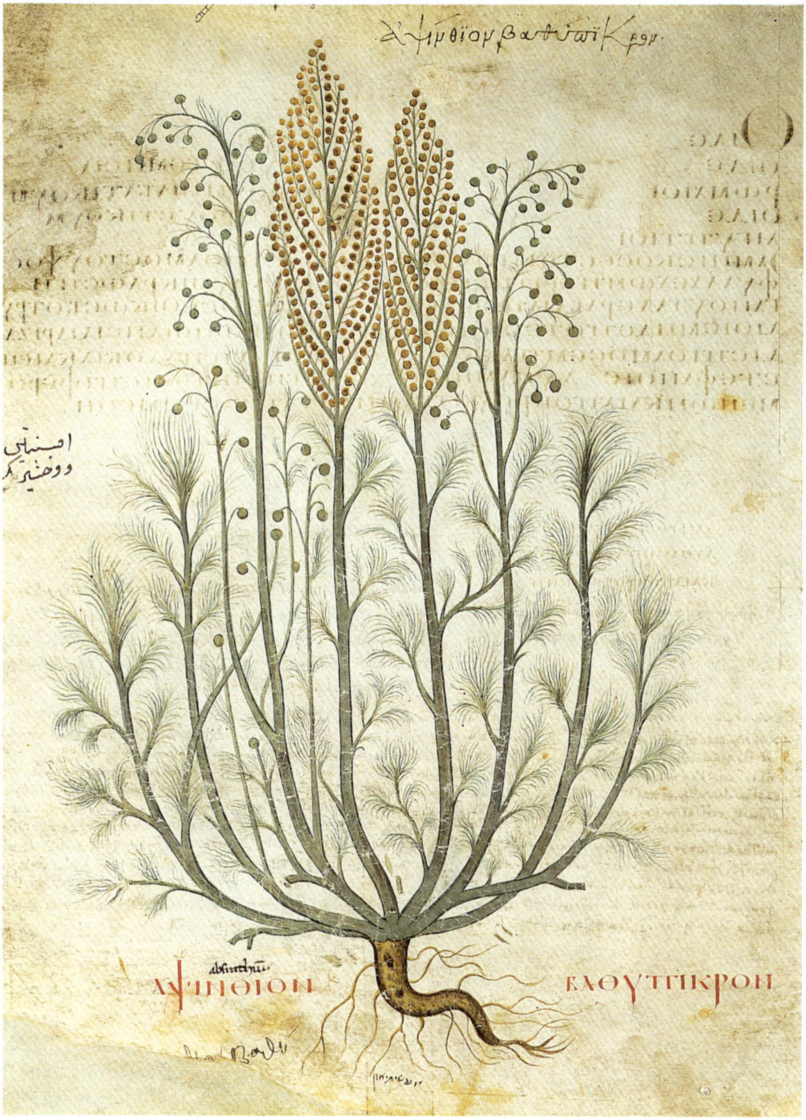
ΑΨΙΝΘΙΟΝ
ΒΑΘΥΠΙΚΡΟΝ

WERMUT (Artemisia absinthium)

Das sehr schön gestaltete Blatt aus dem byzantinischen Bildherbarium zeigt eine Pflanze, deren Nützlichkeit viele Jahrhunderte hindurch unumstritten gewesen war: ein „bekanntes Hausmittel gegen Würmer und Verdauungsbeschwerden, besonders aber gegen das kalte Fieber", wie das „Volksmedicin"-Buch von G. F. Most erwähnt. Dort heißt es auch, daß vagabundierende Branntweintrinker durch Wermuttee entwöhnt werden und kein Delirium tremens bekommen. Heute gibt es Einwände gegen zu große Mengen Wermutextrakt, da darin neben den kräftigen bitter-aromatischen Bestandteilen auch als Nebenwirkstoff das Thujon enthalten ist, das die Gehirnfunktionen beeinträchtigt. Dies macht vor allem den Genuß des Absinthschnapses gefährlich. Wermuttee soll nur in kleinen Mengen und nicht zu oft getrunken werden! Die Blumensprache des 19. Jahrhunderts deutete den Wermut so: „Kaum, daß wir uns gefunden haben, fällt schon in den gefüllten Freudensbecher der Trennung bitt'rer Wertmuthstropfen. . ."

ULME (Ulmus minor) = Feldrüster; Bergulme (Ulmus glabra)
Der griechische Arzt Pedanios Dioskurides (I, 111) befaßte sich bereits im 1. Jahrhundert n. Chr. ausführlich mit den Heilwirkungen von aus der Rinde und den Blättern der Ulme gewonnenen Medikamenten. Noch in Werken des 19. Jahrhunderts wird ihre Wirkung gegen Flechten, Kopfgrind, Skrofeln, Skorbut usw. ausführlich dargestellt. Auch im Volksaberglauben spielte die Ulme eine bedeutende Rolle. In der Slowakei trug der Nachtwächter eine Hellebarde mit einem Stiel aus Ulmenholz, damit ihm böse Nachtgeister nicht schaden sollten. Mit einem Ulmenstock, hieß es, könne man selbst den Teufel erschlagen.

VEILCHEN (Viola spp.)
In der Antike wurden bei Festen Thyrsosstäbe, aber auch die Teilnehmer mit Veilchen bekränzt, weil man glaubte, sie bewahrten vor Rausch und Kopfschmerzen. Wegen der bescheiden auftretenden Tugendhaftigkeit und Demut, auch Mariensymbol. Wegen seiner Farbe (violett) Symbol der Passion Christi.

VOGELKNÖTERICH (Polygonum aviculare)
Der Vogelknöterich wird als Amulett gegen Augenkrankheiten getragen; dabei muß jedoch folgende Vorschrift beachtet werden: „Den Vogelknöterich soll man frühmorgens vor Tagesanbruch aufsuchen und ihm mitteilen, daß man ein krankes Auge mit seiner Hilfe gesund machen will. Am nächsten Morgen soll man wieder hingehen, die Pflanze in aller Frühe ausgraben und sie dann dem Kranken um den Hals binden. So wird er bestimmt gesund werden“, heißt es in einer alten Schrift.

WACHOLDERBUSCH (Juniperus communis) = Kranewitt, Machandel, Queckholder
In Tirol und in Norddeutschland ist es der Brauch, einen Wacholderstrauch beim Hausbau unter den Grundstein zu legen, damit das Haus in alle Zukunft von bösen Geistern verschont bleibe. Einen Dieb zum Beispiel kann man auf folgende Weise zwingen, das gestohlene Gut wieder zurückzubringen: Man gehe morgens vor Sonnenaufgang zu einem Wacholderbusch, biege ihn mit der linken Hand gegen Osten und spricht: „Wacholderbusch, ich tue dich bucken und drucken, bis der Dieb sein gestohlenes Gut wieder an seinen Ort getan hat.“ Dann legt man auf den niedergebogenen Busch einen Stein, der wieder wegzunehmen ist, wenn der Zauber seine Wirkung getan hat. – Wer an Hühneraugen leidet, geht zu einem Kranewittstrauch und knickt so viele Zweige, als er Hühneraugen hat; doch müssen jene so gebrochen werden, daß sie hängen bleiben. Sobald die Zweige dürr werden, verschwinden auch die Hühneraugen. Wenn man vor Sonnenaufgang eine Kranewittgerte, „Martinsgerte“ (= Wodansgerte, in Niederösterreich Mirtesgarden = Martinsgerte) mit den Worten abschneidet: „Stecken, ich tue dich schneiden im Namen der heiligen Dreifaltigkeit“, so kann man nach dem heute noch gangbaren Volksglauben „einen prügeln, daß er's verspürt“, und dieser den Schläger doch nicht sieht. Man kann damit Schlangen, Mücken und Fliegen vertreiben; und wer einen Kranewittbusch auf seinem Hute trägt, der ist gesichert vor Schwindelanfällen und dem Müdewerden. Der Rauch der „Martinsgerte“ vertreibt Schlangen, Gewürm und Geister. Der Trank aus den

Beeren läßt die Zukunft schauen. Gegen starkes Fieber bindet man unreife, grüne Wacholderbeeren, die in einem Mörser gestoßen wurden, mit ein wenig Salz vermischt, auf Kopf, Herz, Rücken und Fußsohlen des Kranken. Wenn sie ausgetrocknet sind, vergräbt man sie in die Erde. Die außerordentliche Achtung, die der Strauch im allgemeinen Volksdenken genießt, beweist der Umstand, daß der Tiroler Bauer vor ihm, wenn er an ihm vorübergeht, den Hut zieht.

WALD
In vielen unzähligen Märchen, Mythen, Sagen und Legenden spielt der Wald eine dominierende Rolle, und zwar als Schauplatz mannigfachen Geschehens. In ihm wohnen gute und böse Geister, Götter und Dämonen, wilde Männer, Holz-, Moos- und Waldweiblein, aber auch Hexen, Elfen und Feen. Riesen und Zwerge sind dort beheimatet, und in Waldhöhlen oder unter alten Bäumen finden sich kostbare Schätze. Der Wald ist auch ein bevorzugter Aufenthaltsort von Asketen, Eremiten und Einsiedlern, die das Treiben der Welt scheuen und die Abgeschiedenheit bevorzugen. Damit ist der Wald ein Symbol der geistigen Konzentration und Innerlichkeit. In vielen Dichtungen beschrieben, in Liedern besungen, begegnet uns der Wald immer wieder. In den religiösen Vorstellungen und im Volksaberglauben wird der Wald als heiliger und geheimnisvoller Bereich dargestellt. Heilige Haine, die Asylschutz gewähren, finden sich in vielen Kulturen. Die Psychoanalyse sieht im Wald oft ein Sinnbild des Unterbewußten, eine Symbolbeziehung, die sowohl in Traumbildern wie in realer Angst vor dem dunklen Wald manifestiert werden kann.

WALDREBE (Clematis vitalba)
Diese Pflanze wird von den Slowaken als Zauberpflanze verwendet.

WALNUSS – (Juglans regia) – Nußbaum. Welsche Nuß
Ein magisches Rezept aus dem sechsten und siebenten Buch Moses, gegen Fieber: Auf Walnußblätter schreibe man die Worte: „Gott sei mir gnädig. Gott helfe mir.“ Danach gibt man diese Blätter dem Kranken, der sie ungelesen essen muß.

WEGERICH (Plantago spp.) = siehe auch unter Spitzwegerich
In China galt der Wegerich wegen seiner Blüten bzw. Samen als Symbol der Fruchtbarkeit. Ein sicherer Schutz gegen Schuß- und Stichverletzungen: „Nimm so viel von der Wurzel des Wegerich, der an der Kreuzung zweier Straßen von West nach Ost und von Nord nach Süd wächst, als du in der Stunde zwischen Mitternacht und ein Uhr früh am Morgen des Karfreitag unbeschädigt ausgraben kannst. Alles Wurzelwerk, wohl im kalten Wasser gereinigt, ist ein guter Schutz gegen alle Schußverletzungen und auch gegen Stiche, so man es immer bei sich trägt.“

WEGWARTE (Cichorium intybus) – Wunderblume?
Handelt es sich bei der Wegwarte vielleicht um die mysteriöse Wunderblume, von der erzählt wird, daß eine alte Frau im Harz diese „schöne große Blume“ an einem Wegrand pflückte, um ihrem kranken Kind davon einen Tee zu kochen? Der Tee habe das Kind

gesund gemacht. Bevor es aber dazu kam, habe sich jedoch etwas Merkwürdiges zugetragen. Die Frau – so erzählt die Sage – sei auf dem Wege von Wildemann nach Clausthal-Zellerfeld gegangen, um dort eine Arznei zu kaufen. Als sie über die sogenannte Bettelmannswiese gegangen sei, habe da eine Blume gestanden, sei aber „weggesprungen", als die Frau sich nach ihr bückte. Insgesamt dreimal habe die „Wunderblume" vor der Alten die Flucht ergriffen, bis sie sich endlich – erst auf dem Rückweg der Frau – pflücken ließ und ihr Geheimnis offenbarte. Niemand sei es jedoch seither gelungen, diese merkwürdige Blume wiederzufinden. – Zu welchen Pflanzengattungen die Wunderblume gehört, wird nach den Überlieferungen nicht deutlich. Möglicherweise – so sagt man – soll es die blaue Wegwarte (Cichorium intybus) gewesen sein. Ein Zauberkraut ersten Ranges soll die weißblühende (männliche) Wegwarte sein. Nach schwäbischem Aberglauben sind die Wegwartpflanzen – und zwar die blauen, die sehr häufig sind, böse und die weißen gute Leute, die verzaubert wurden. In Franken heißt es, ohne daß man den Unterschied der Farben beachtet: Wegwart mit einem Goldstück ausgegraben, und zwar unter Anrufung der Dreieinigkeit, ist ein Schutzmittel gegen allerhand Zauber. In Schwaben dagegen sagt man, die Wurzel einer weißblühenden Wegwarte habe nicht bloß die Kraft, Dornen, Splitter, abgebrochene Nadeln und ähnliche Gegenstände aus dem Fleisch zu treiben, sondern sie mache auch unsichtbar und gefeit gegen Degen und Spieße, wenn man ein Stück davon in der rechten Westentasche trage. Sie schütze einen vor Hexen und öffne gleich der „Springwurzel" Türen und Schlösser. Die Wegwartwurzel ist in Westböhmen gegen viele Krankheiten wirksam; sie muß aber drei Tage vor Petri und Pauli gegraben werden. Wenn man das Kraut weiß, gehe man hin, rühre es mit dem rechten Fuß an und spreche: „Im Namen Gottes des Vaters habe ich dich gesucht, im Namen Gottes des Sohnes will ich dich aus der Erde graben, und ich berühre dich, du edle Wurzel, mit Silber und Gold, Gott der heilige Geist sei dir hold und geb dir Macht und Kraft, daß es mit dir gelingen muß zu allen Dingen, dazu ich dich gewinne und gebiete dir, edle Wurzel Wegwart, bei Gott dem Vater, dem Sohn und bei Gott dem heiligen Geist, daß du deine Kraft und Macht samt deiner Tugend auf keinerlei Weg und Weis' in der Erde laßt, mit welcher dich Gott der Allmächtige geschaffen hat, daß du mir alle deine Gewalten bringst im Namen des Vaters, des Sohnes und des heiligen Geistes. Amen!" Nun ziehe die Wurzel aus der Erde und wasche sie mit fließendem Wasser ab, hernach bewahre sie in einem seidenen Tüchlein. Wer diese Wurzel bei sich trägt, findet alle Schätze; sie bricht auch alle Schlösser und Eisentüren und Bande auf, und was du damit anrührst, muß dir gelingen. – Eine solche Blume zu finden, galt allein schon als ein Glück, da aber diese flüchtiger ist als ein Reh, mußte man sie sofort an einen Stab binden; sonst war sie am nächsten Morgen „durchgegangen" und über alle Berge. Die alten Kräuterväter hielten diese Pflanze für ein außerordentliches Heilkraut gegen verschiedene Erkrankungen.

WEIDE (Salix spp.) – zahlreiche Arten

Die Weide galt in der Antike als unfruchtbar und begegnet mit Bezug darauf auch noch im Mittelalter manchmal als Symbol der Keuschheit. Da man ihr unerschöpflich stets neue Zweige abschneiden kann, wurde sie mit der Bibel als nie versiegender Weisheitsquell verglichen. Dem Volksglauben nach kann die Weide durch Zauber (Sympathie- und

Magie-Zauber) stellvertretend Krankheiten aufnehmen. Die Weide ist aber auch ein bevorzugter Ort, an dem sich Geister und Hexen aufhalten sollen. Die am Palmsonntag geweihten Weidenzweige galten als Schutz vor Blitz, Unwetter und bösen Einflüssen. Die *Trauerweide* ist wegen ihrer an rinnende Tränenströme erinnernden, erdwärts geneigten Gestalt oft ein Symbol der Totenklage. Niemand soll man mit einer Weide schlagen, heißt es in Norddeutschland wie in Bayern und Schwaben. Die Menschen bekommen davon die Auszehrung oder wachsen nicht mehr, das Vieh verdorrt davon. Hexen können jemanden töten, wenn sie einen Zweig an einer Weide zu einem Knoten verknüpfen (Schadenzauber!). Ein Weidenschoß, von fremdem Gebiete genommen und einem Hund als Halsband umgebunden, schützt diesen vor der Wutkrankheit. – Die Weiderute scheint als Symbol des Frühlingsanfanges einst heilig gewesen zu sein. In England ist die Weide das Symbol unglücklicher Liebe geworden. Mit Hilfe von Weidenkätzchen werden bei anziehendem Gewitter Räucherungen vorgenommen, und zwar derart, daß die Kätzchen in das offene, aber nur glimmende Herdfeuer geworfen werden. Der so entstandene Rauch (eine Maßnahme, wie sie auch in den Rauhnächten praktiziert wird) soll die Leitfähigkeit vernichten und darum zumindest innerhalb der Wohnräume eines Bauernhauses einen nicht zu unterschätzenden Blitzschutz bieten. Nach altem Volksglauben kann man der Weide Krankheiten übertragen und sich damit so von seinem Leiden befreien. So zum Beispiel zur Heilung eines Kropfes: Man mache in eine an fließendem Wasser stehende Weide einen senkrechten und an jedem Ende einen horizontalen Einschnitt, schlage die Rinde an beiden Seiten zurück, schneide einen Span daraus und reibe mit diesem den Kropf über und über, bis jener warm ist. Dann setze man den Span wieder an seine Stelle, schlägt die Rinde über ihm zusammen und bindet ihn an dem Baum fest (magische Transplantation). Ähnlich wird bei einem Bruchleiden vorgegangen: Bei abnehmendem Monde schneide man aus einer jungen Weide einen der Größe des Bruchs entsprechenden Span, binde ihn auf diesen und lasse ihn solange liegen, bis er durchgeschwitzt ist. Dann setze man ihn wieder an Ort und Stelle gut ein. Vielfach gilt die Weide nämlich auch als Baum der Selbstmörder, da sie nach Meinung des Volkes eine besondere Anziehungskraft auf Lebensmüde ausübe.

WEINREBE (Vitis vinifera)

Die Rebenranken legen sich die slowakischen Mädchen unter das Kopfkissen, damit sie von ihrem Bräutigam träumen.

WEINSTOCK – Rebstock

Der Rebstock ist das Symbol der Fülle des Lebens. In Griechenland dem Dionysos geweiht; mit Bezug auf die Dionysos-Mysterien, die den Gott der Ekstase zugleich als Herrn des Todes und der Erneuerung alles Lebens feierten, war der Weinstock auch ein Symbol der Wiedergeburt. Im jüdischen und christlichen Symboldenken ist der Weinstock als heiliger Strauch ebenso das Sinnbild Israels wie auch der Baum des Messias. Christus setzte sich dem wahren Weinstock gleich, der als lebenskräftiger Stamm die Gläubigen wie die Rebzweige trägt; das heißt: nur wer aus ihm seine Kraft erhält, kann wahrhaft Früchte tragen. Auf frühchristlichen Sarkophagen ist die Traube ein Symbol des verheißenden jenseitigen Reiches, in das der Verstorbene eingegangen ist.

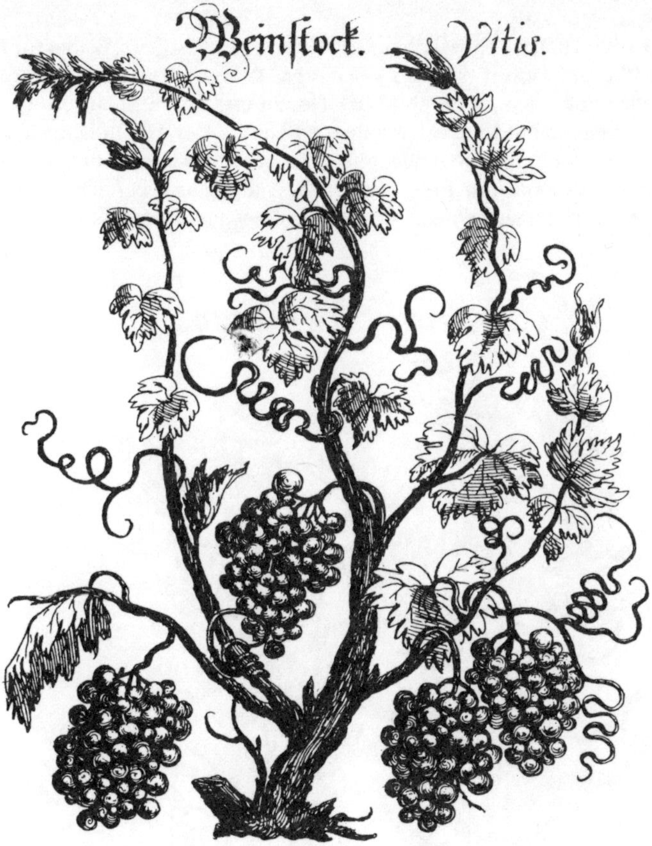

WERMUT (Artemisia absinthium) = Absinth

Eine altbekannte Gewürz- und Heilpflanze, die aber wegen ihres bitteren Geschmackes ein Schmerz- und Bitternissymbol darstellt. In heidnischer Zeit wurde diese Pflanze bei Leichenverbrennungen auf den Holzstoß gelegt, in späterer christlicher Zeit schmückte sie die Bahre der Toten. Nachdem man sie oft auf Gräbern pflanzte, hatte sie im Volksleben mehr Beziehung zur Traurigkeit als zur Lebensfreude. Als Zauberkraut bekannt, soll Wermut bei Liebeskummer helfen und Hexen und Teufel verjagen. In der Silvesternacht wird mit Wermut Wohnung und Stall ausgeräuchert, um allen Spuk und Schaden zu bannen.

WOLFSMILCH (Euphorbia sp.)

Der Saft der Wolfsmilch (diese gilt als dämonische Pflanze), hart auf die Warzen gedrückt, vertreibt diese.

YSOP (Hyssopus officinalis)
Im Judentum, aber auch im christlichen Ritus diente der Ysop als Wedel für Besprengungen mit dem Blut der Opfertiere oder geweihtem Wasser. Die unscheinbare Pflanze auf steinigem Boden galt auch als Sinnbild der Demut und war als häufig verwendete Heilpflanze ein Marienattribut in der darstellenden Kunst. Der Legende nach soll der Ysop ein frommes Sträuchlein sein, weil angeblich – so der Evangelist Johannes – Jesus vor der Kreuzigung ein Schwamm mit Essig auf einem Ysopstengel gereicht wurde. Ob damit unsere heutige Ysoppflanze gemeint ist, ist allerdings nicht erwiesen.

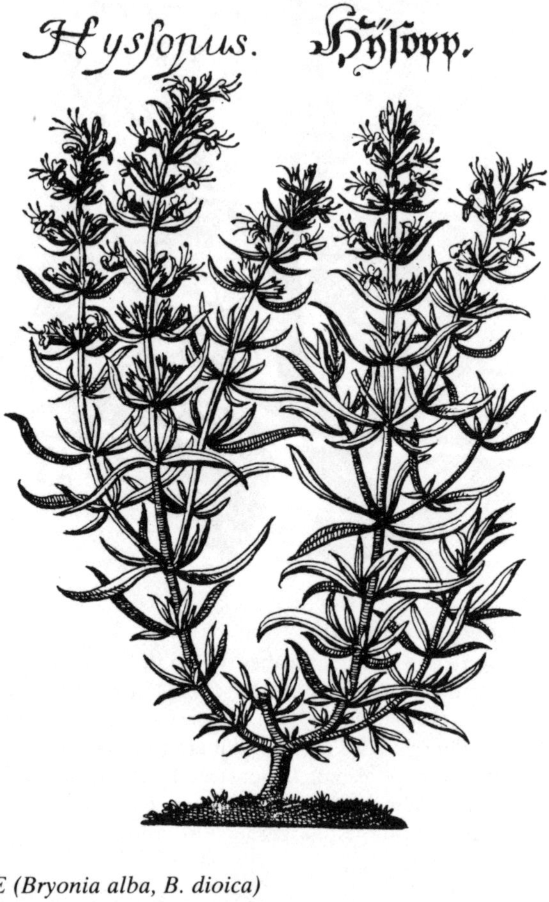

ZAUNRÜBE (Bryonia alba, B. dioica)
Ein Kürbisgewächs, dessen Wurzel offizinell war. Die an Hecken und Zäunen kletternde Giftplanze hat mächtige Rübenwurzeln, die im Volksmund als Körscheswurz bekannt und wegen ihrer vermeintlichen Zauberkräfte berühmt waren. Stücke der Wurzel

legen die Dorfmädchen in manchen Gegenden, bevor sie zum Tanze gehen, in die Schuhe und sprechen dazu die Formel: „Korscheswurzel in meinem Schuh, ihr Junggesellen lauft mir alle zu!“ Bei den Ruthenen in Galizien heißt sie „Perestup“ und gilt als Zauberpflanze, die der Bauer nicht zu berühren wagt, auch wenn sie ihm die Kulturen erdrückt. Als der echte → Alraun der Mittelmeerländer noch im Schwunge war und dessen Gestalt eines kleinen Männchens bald durch natürlichen Zufall, bald nach Hilfe mit einem Schnitzmesser nachahmenden Wurzeln mit Gold aufgewogen wurden, fälschte man die gleich Heiligtümern gehüteten Alraunen (auch Heck- und Geldmännchen genannt) mit Figürchen, die man aus der Wurzel der heimischen Zaunrübe fertigte.

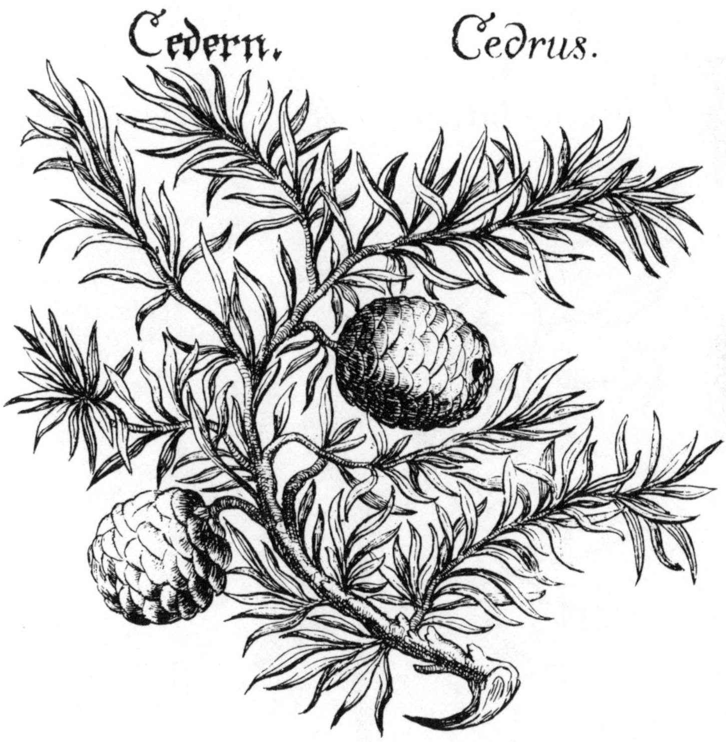

ZEDER (Cedrus libani) = Libanonzeder
Die Libanon-Zeder wird in der Bibel häufig erwähnt; sie galt wegen ihrer Größe als Symbol des Hohen, Erhabenen und wegen ihres dauerhaften Holzes als Symbol der Kraft und Ausdauer. Wie alle Koniferen ist sie auch ein Symbol der Unsterblichkeit.

ZEDRAT-ZITRONE (Citrus medica)
Im fernen Osten wird der Zedrat-Zitronenbaum die „Hand des Buddha“ genannt und gilt als das Symbol des langen Lebens. Wegen der zahlreichen Kerne ist die Zedrat-Zitrone auch ein Fruchtbarkeitssymbol.

ZITTERPAPPEL (Populus tremula) = Espe, Aspe – siehe unter Pappel

ZITRONE (Citrus limon)
Bei den Juden ist die Zitrone das Symbol des menschlichen Herzens. Im Mittelalter sah man in ihr das Symbol des Lebens und des Schutzes gegen lebensfeindliche Kräfte; zum Beispiel gegen Verzauberung, Gift, Pest usw. Im Volksbrauchtum spielte die Zitrone eine wichtige Rolle bei Taufen, Hochzeiten, Konfirmation, Kommunion und als Grabbeigabe. Das Spätmittelalter ehrte sie als Marienattribute und somit als Symbol der Reinheit.

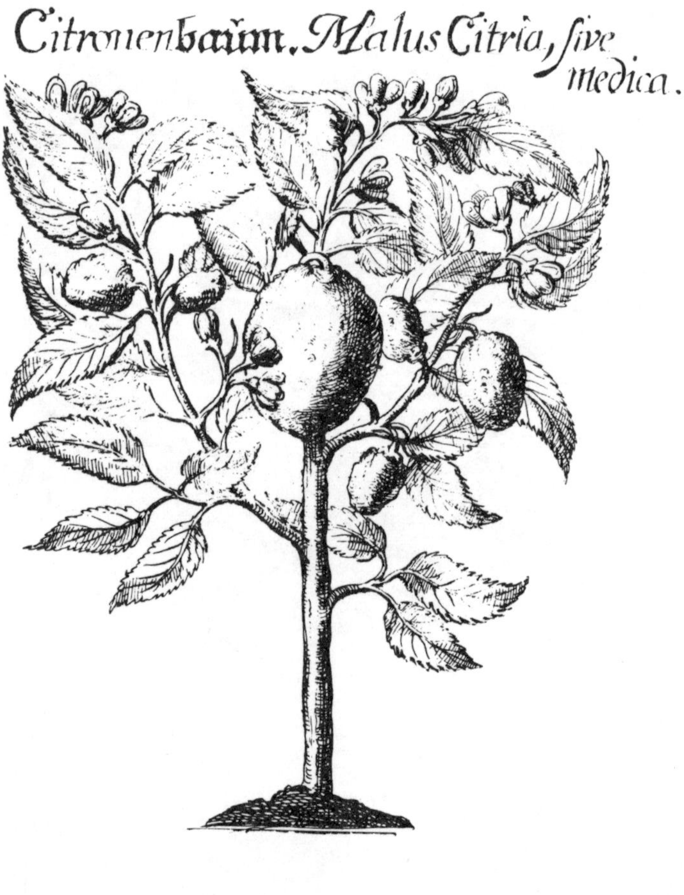

∴ κυκλάμινος ϚΜΗ — ~~κότυληδὼν ἑτέρα~~

ος· οἱ δὲ, κισσάνθεμον· οἱ δὲ κισσόφυλλον· οἱ δὲ χθόνιον· οἱ δὲ, ἰχθυόθηρα· οἱ δὲ, κυκλαμίνη· ζωροάστρης, ἐρεφαλῖτις· θεστάνης ἀσφώ-
ραφθαι· μάγοι ἀσφώ· αἰγύπτιοι θεμέ· ῥωμαῖοι ῥάπουμ τέρραι· οἱ δὲ, ὀμβίλικουμ τέρραι· οἱ δὲ, ῥάπουμ πορκῖνουμ· οἱ δὲ,
τύρβιλουμ· οἱ δὲ ἀρθανίτα·

φύλλα δὲ ἔχει ὅμοια κισσῷ· ποικίλα δὲ καὶ ἐπάνω
καὶ ὑποκάτω· ἐξάγει γογγύλη
φλέγμα καὶ ὕδωρ καθαίρει· καὶ ἔμμηνα δὲ κινεῖ
καὶ αὐτή· ἁρμόζει καὶ ἰκτερικοῖς· κλύσμα
χυλὸς ἐκλαμβανόμενος ἐν ἐλαίῳ· καὶ ὕπο τὸν
καθαρισμὸν δὲ καὶ ἴκτερον ποθεῖσα
ἡμίμετρον· καταπλάσσεται δὲ ὁμοίως
ἔξωθεν· ὁ δὲ ἀποκεινούμενος
τε ἐστι δὲ ὁ χυλὸς αὐτῆς, δεῖ τὰς
ὑποκεχυμένας καὶ ἀμβλυωποῦσας.
μιγνύμενος, καὶ ἀτροφοῦσιν ἐν ἑαυτῷ
καθίστησιν· χυλίζεται
ἐκ ῥίζης καὶ προστίθεται
καταπλασθεῖσα καὶ βρώματα
ἐκκαθαίρουσα καὶ ἐνεργεῖ
καὶ πρὸς ἑρπετὰ καὶ ὑδατώδεις·
φύεται δὲ, ἐν συσκίοις τόποις·

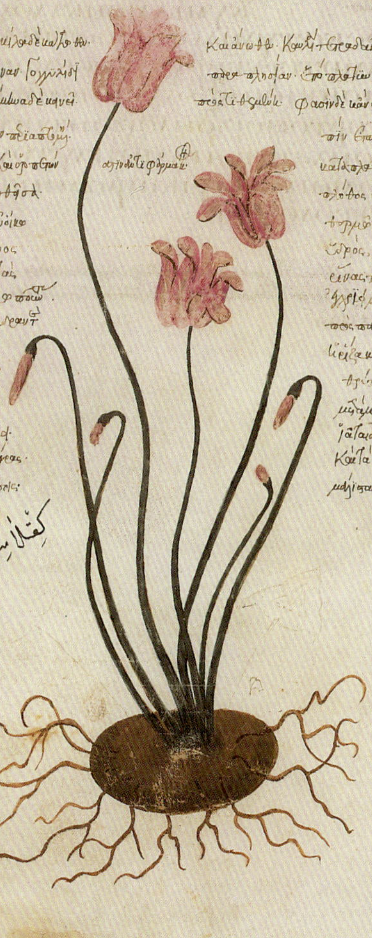

καὶ ἄνωθεν· κοῦφα τε ἐστὶ τυλωδέστερα· φοῦ δ' αὐτὴ ἐν τῷ φύλλῳ
ὑποστέλλεται· ἐπιπλατεῖα· ἐπὶ τῆς συνθέσεως μετὰ μέλιτος, ὄψι
πρόσεστι ἀμβλυώπα· φασὶ δὲ κἂν ὑπερβῇ τὴν ῥίζαν ἡ κύουσα, ἐξαμβλοῦ-
σιν· ἔστι δὲ, καὶ περίαπτα ἀναδόσιμα μεθ' οἴνου. καὶ μά-
λιστα λεπτομερὴ· μετ' οἴνου δὲ, ἰχθύας ἀπο-
κτείνει, ἐμβαλλομένη εἰς πηγάς· ἡ δὲ
ῥίζα καὶ ἐπιπλάσσεται σὺν ὄξει· ἐπὶ τοὺς
ὄρχεις, λέγεται χεῖρας ἀποκαθαίρειν. εὐχύμα
εἶναι, πρὸς καθαρὸν φάρμακον. καὶ τὸ σπέρμα
γεύομενος ὁ χυλὸς μετὰ τοῦ μέλιτος ὠφελεῖ
πρὸς τοὺς πόνους, σὺν ὄξει καταχριόμενος, ὁ χυλὸς
ῥίζα κοπτομένη καὶ ἀλειφομένη· ἔστι δὲ,
ἀγαθὴ δὲ καὶ χρίσματι ῥίζα· καὶ ὀξυδερκῆ
μετὰ μέλιτος. καὶ κατὰ αὐτὴν ἰᾶται καὶ τὰ
ἰᾶται δὲ καὶ σπλῆν· καὶ ἀπὸ τῶν ὠφελεῖ
καὶ τὰ ἐνυφαλὴ ἐν ὑγρίᾳ καὶ χειμῶνας·
μάλιστα δὲ, ὑπὸ τὰ δένδρα·

كقلامينوس

بخور مريم

التركي شلغم

ZYKLAME (Cyclamen sp.)
Die schöne und in ihren Kulturformen (von der persischen Zyklame abstammend) geschätzte Pflanze des Bergwaldes, heute naturgeschützt, hieß bei den Römern „Erdnabel" und beim Landvolk früher unromantisch „Schweinsbrot". Diese Bezeichnung bezieht sich auf die scheibenähnliche Wurzelknolle, die in der Tat nicht selten von Schweinen ausgegraben und verzehrt wird. Im alten Griechenland hieß es, eine schwangere Frau würde eine Fehlgeburt erleiden, wenn sie über diese Knolle hinwegschreite, und diese würde die Entbindung beschleunigen, wenn sie um den Leib einer werdenden Mutter gebunden werde. Mehl aus zerstoßenden Zyklamenwurzeln wurde zu Pillen gepreßt und galt als wirksames Liebesmittel (Aphrodisiakum).

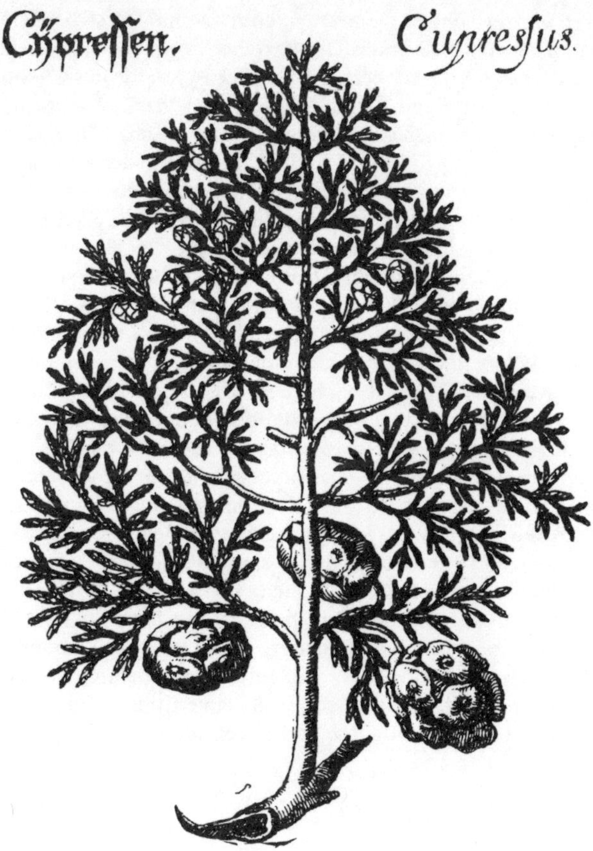

ZYPRESSE (Cupressus spp.)
Bei vielen Völkern galt die Zypresse als heiliger Baum. Die immergrüne, langlebige Pflanze wird, wie alle Koniferen, als Symbol des langen Lebens und der Unsterblichkeit verehrt. In der Antike dagegen galt sie als Todessymbol, weil sie, nachdem sie abgehauen ist, nicht mehr nachwächst; sie wurde daher mit Pluto und dem Bereich der Unterwelt in Verbindung gebracht. In China steht der Samen der Zypresse mit dem Prinzip Yang (Yin und Yang) in Zusammenhang und sein Verzehr sollte ein langes Leben bewirken.

ZWIEBEL (Allium cepa) = Bolle, Zipolle
Wegen ihrer zahlreichen Häute war die Zwiebel bei den Ägyptern das Symbol der Hieroglyphe des vielgestaltigen Mondes. Auch glaubte man, daß ihr Wachstum unter seinem Einfluß stehe. Den Priestern und der Mondgöttin Isis war der Genuß der Zwiebel verboten; denn einstmals war ein Liebling der Isis, Diktys, beim Auffangen von Zwiebeln

in den Nil gestürzt und ertrunken. Um so reichlicher nährte sich das Volk mit der allgemein geschätzten Pflanze. Bekannt ist der Bericht des griechischen Geschichtsschreibers Herodot, nach dem die Arbeiter bei dem Bau der Pyramide des Cheops, des Königs von Memphis, für 1600 Silbertalente (etwa 7,5 Millionen Mark) Zwiebeln, Rettiche und Knoblauch verzehrt haben. Vielfach lassen sich auf altägyptischen Darstellungen, zurückgehend auf die 5. und 6. Dynastie (3300–3100) Nachbildungen der Zwiebel erkennen. Bei den Griechen spielte sie ebenfalls eine besondere Rolle: Auf den Altären des Apollotempels zu Delphi wurde sie als Opfergabe dargebracht. Wer aber die größte Zwiebel stiftete, bekam als Belohnung einen Anteil an dem Opferschmaus der Priester. War doch einst Latona, die Mutter der göttlichen Zwillinge Apollo und Artemis, als sie vor deren Geburt an Appetitlosigkeit litt, durch die Zwiebel geheilt worden. – In der Volksmedizin war die Zwiebel ein probates Mittel, um Warzen zu vertreiben: Man kerbe eine Zwiebel kreuzweise, reibe damit die Warze und werfe sie dann ins Feuer, so vergeht die Warze. Andere Rezepte sprechen davon, die Zwiebel nach dem Reiben mit den Warzen unter einer Dachtraufe (Regenrinne) zu vergraben; verfault die Zwiebel, so sterben auch die Warzen ab. Ein Liebesrezept aus dem 18. Jahrhundert lautet: „Benennt ein Mädchen vier Zwiebeln mit den Namen von vier heiratsfähigen Männern und legt die Zwiebeln nachts in die Nähe eines heißen Herdes, dann wird jene Zwiebel mit dem Namen des glücklichen Bräutigams am nächsten Morgen ausgetrieben haben." Gegen Potenzschwäche: „Man zermalme Zwiebelsamen und passiere ihn durch ein Sieb, dann schütte man ihn in Honig und trinke die Mischung auf nüchternen Magen. Das tut Wunder!" Am Johannistage (24. Juni) sollen sich die Bauern in den Zwiebelblättern wälzen, dann gibt es eine gute Ernte. Bekanntlich tritt man das Kraut nieder, damit es besser gedeiht. Aus diesen Vorstellungen ist ersichtlich, welche große Bedeutung man dem Gedeihen der Zwiebel zuteil werden ließ, die auch in der Volksmedizin als Heilmittel gegen Impotenz, Wassersucht, Haarausfall und viele andere Leiden und Beschwerden stark beachtet wurde.

LITERATUR

Agrippa von Nettesheim: Magische Werke, Stuttgart 1855–1856

Albertus Magnus: Bewährte und approbierte sympathetische und natürliche Geheimnisse für Mensch und Vieh. Braband 1839

Atkinson – Scarter H.: Sympathiemagie und Zaubermedizin, Berlin 1960

Arnold, Hans: Geheime Spruchweisheiten, Berlin 1954

Bächtold – Stäubli, H.: Handwörterbuch des deutschen Aberglaubens, 10 Bände, Berlin 1927–1942

Balthasar Kappauf's Sammelsurium, Passau 1973

Behling, L.: Die Pflanzenwelt der mittelalterlichen Kathedralen, 1964

Bibliotheka magica: Köln 1807

Biedermann, Hans: Handlexikon der magischen Künste, 2. Aufl. Graz 1973

Biedermann, Hans: Medicina Magica, Metaphysische Heilmethoden in spätantiken und mittelalterlichen Codices. Graz 1976

Bock, Hieronimus: New Kreutter Buch, Straßburg 1539, 1546, 1551, 1565, 1572

Bratranek, J. Th.: Ästhetik der Pflanzenwelt, Leipzig 1853

Brunfels, Orbo: Contrafayt Kreuterbuch nach rechter vollkommener Art. Straßburg 1532, 1539–1540; 1534

Eckartshausen, Karl von: Aufschlüsse zur Magie aus geprüften Erfahrungen über verborgene philosophische Wissenschaften und verdeckte Geheimnisse der Natur (2 Bände 1788–1792) in vier Teilen, Reprint Schwarzenburg 1978

Engel, Fritz-Martin: Zauberpflanzen – Pflanzenzauber, Hannover 1978

Ennemoser, Joseph: Geschichte der Magie. Leipzig 1844, Reprint 1969

Federmann, Reinhard; Schreiber, Hermann: Botschaft aus dem Jenseits, Basel 1968

Feerhov, Friedrich: Die medizinische Astrologie, Leipzig o. J.

Fischer, Hanns: Aberglaube oder Volksweisheit, Breslau 1936

Fischer, Wilhelm: Aberglaube aller Zeiten, o. J., ca. 1906

Fossel, Viktor: Volksmedicin und medicinischer Aberglaube in Steiermark. 2. Aufl. Graz 1886

Friedl, Paul: 461 Haus- und Sympathiemittel, Rosenheim 1979

Fuchs, Leonhard: New Kreuterbuch, Basel und Tübingen 1543; Basel 1545; 1552

Gerstenbeck, H. v.: Die Wunder der Sympathie und des Magnetismus, 7. Auflage, Weimar, Voigt

Geßmann, G. W.: Die Pflanze im Zauberglauben und in der okkulten Heilkunst, Berlin 1922

Gifford, Edward S.: Liebeszauber. Stuttgart 1964

Gottschalk, Herbert: Der Aberglaube (Wesen und Unwesen). Güterslol. 1965

Grabner, Elfriede (Hrsg.): Volksmedizin. Probleme und Forschungsgeschichte. Darmstadt 1967

Graf, Otto: Sympathetischer Hausschatz (oder die Heilung durch Sympathie) (o. J.)

Grimm, Jakob: Deutsche Mythologie (3 Bände), 4. Auflage Berlin 1875–78, Reprint Graz 1968–69

Hansen, Harold A.: Der Hexengarten, München 1981
Heilmann, Karl Eugen: Kräuterbücher in Bild und Geschichte. München – Allach 1973
Heinsberg, Peter: Alte und neue Volksmedizin. Das Hausbuch „Der Bötldoktor". Innsbruck–Wien–München 1968
Henne: Eine Reise durch das Reich des Aberglaubens, o. J.
Herder: Lexikon der Symbole, Freiburg i. Br. 1978
Hildegard von Bingen: siehe Riethe, Peter
Hoops, Joh.: Waldbäume und Kulturpflanzen im germanischen Altertum, Straßburg 1905
Hovorka, O. v. und Kronfeld, A.: Vergleichende Volksmedizin, 2 Bände, Stuttgart 1908–1909
Kiesewetter, Karl: Die Geheimwissenschaften, Leipzig 1895, Reprint Schwarzenburg 1977
Kräutermann, Valentinus: Der curieuse und vernünfftige Zauber-Arzt, Arnstadt 1725, Reprint Lindau 1979
Kreuter, Maria Luise: Wunderkräfte der Natur, Genf 1978.
Lears, R. H.: Das Geheimnis der Amulette und Talismane, Leipzig 1919
Lammert, G.: Volksmedizin und medizinischer Aberglaube, Würzburg 1869, Reprint Regensburg 1981
Löbsack, Theo: Magische Medizin, Bergisch Gladbach 1980
Lonicerus, Adamus: Kräuterbuch, Reprint des Originals von 1679, München 1962
Mannhardt: Zauberglaube und Geheimnisse, Leipzig 1897
Marzell, Heinrich: Neues illustriertes Kräuterbuch, Reutlingen 1921
Marzell, Heinrich: Geschichte und Volkskunde der deutschen Heilpflanzen, Stuttgart 1938
Unsere Heilpflanzen, ihre Geschichte und ihre Stellung in der Volkskunde, Freiburg 1922
Die heimische Pflanzenwelt im Volksbrauch und Volksglauben, Leipzig 1922
Pflanzen im deutschen Volksleben, Jena 1925
Alte Heilkräuter, Jena 1926
Arzt und Volk in Gegenwart und Vergangenheit
Geschichte der Medizin
Alte deutsche Kräuterbücher
Hippokrates (7. Jahrgang 1936)
Maxwell: Drei Bücher der magisch-magnetischen Heilkunde
Mazal, Otto: Pflanzen, Wurzeln, Säfte, Samen. Antike Heilkunst in Miniaturen des Wiener Dioskurides. Graz 1981
Megenberg, Konrad v.: Das Buch der Natur (Herausgegeben von Franz Pfeiffer 1861)
Most, Georg Friedrich: Encyklopädie der Volksmedicin etc., Leipzig 1843, Reprint Graz 1984
Murr, J.: Die Pflanzenwelt der griechischen Mythologie, Innsbruck 1890
Neunteufel, Herta: Hausarzneien im Barock. Aus der Welt der steirischen Hausapotheke. Graz–Wien 1978
Paracelsus: Kleine Wund-Artzney, Straßburg 1608; Faksimile-Ausgabe Lindau 1982
Pedrazzi, Jean-Michel: Geheime Zeichen – Magische Kräfte, Kastellaun 1976
Perger, A. R. v.: Deutsche Pflanzensagen, Stuttgart 1864

Peuckert, Will-Erich: Paracelsus – Die Geheimnisse, Leipzig 1941
Plinius: Naturgeschichte, Leipzig 1881–82
Reko, Viktor A.: Magische Gifte, Stuttgart 1949
Riethe, Peter (Hrsg.): Hildegard von Bingen – Naturkunde. Das Buch von dem inneren Wesen der Naturen in der Schöpfung. Salzburg 1974
Salamonis Zauberbüchlein: Berlin–Weißensee, o. J.
Schmidt, Phillipp: Talisman und Zauberwahn (Ein Buch vom Aberglauben einst und jetzt), o. J.
Schrödter, Willy: Pflanzengeheimnisse, 1957
Schreiber, W. E.: Die Kräuterbücher des 15. u. 16. Jahrhunderts. München 1925
Schultes, Richard E. und Albert Hofmann: Pflanzen der Götter. Die magischen Kräfte der Rausch- und Giftgewächse. Bern–Stuttgart 1980
Schunk, Rainer: Heilpflanzen natürlich aus der Apotheke. 15. Aufl., Abtswind 1982
Sieg, Hilde: Gottessegen der Kräuter, Berlin 1936
Silver, Jules: Liebesrezepte, Genf 1975
Soldan-Heppe: Geschichte der Hexenprozesse, 2 Bände, München 1911
Söhns, Franz: Unsere Pflanzen in der Mythologie und im Volksglauben, Leipzig; Berlin 1920
Sympathetisch-magnetische Heilkunde, Die (aus der Reihe Bibliothek der Zauber-, Geheimniß- und Offenbarungsbücher, Nr. 15) Stuttgart 1851
Surya, G. W.: Pflanzenheilkunde auf okkulter Grundlage und ihre Beziehung zur Volksmedizin. 4. Auflage, Pfullingen 1931
Thomson, William A. R. (Hrsg.): Heilpflanzen und ihre Kräfte. Bern 1978
Unger, F.: Die Pflanze als Zaubermittel, Leipzig, o. J.
Valvasor: Ehre des Herzogtums Crain, Laibach 1689
Zander, Robert: Die Pflanze im Liebesleben der Völker

INDEX

Dieser Index enthält alle jene deutschen Pflanzennamen, die nicht schon als STICHWORT in der BESCHREIBUNG DER PFLANZEN IN ALPHABETISCHER REIHENFOLGE aufgeführt sind. Dabei handelt es sich um regionale Varianten und sonstige Nebenformen. Dieser Index bringt aber auch Verweise auf die STICHWORTE, sofern sie vergleichsweise erwähnt sind.
s. = siehe STICHWORT

BILDNACHWEISE

In gleicher Ausstattung sind lieferbar:

Hans Schöpf

Fabeltiere

168 Seiten

ISBN 3-928127-04-7

Christian Rätsch/Andreas Guhr

Lexikon der Zaubersteine

204 Seiten

ISBN 3-928127-06-3

Christian Rätsch

Lexikon der Zauberpflanzen

208 Seiten

ISBN 3-928127-07-1